Justin Smith

Cholesterinsenker – das ignorierte Gesundheitsrisiko

Justin Smith

Cholesterinsenker – das ignorierte Gesundheitsrisiko

Warum Statine oft mehr schaden als nutzen

VAK Verlags GmbH
Kirchzarten bei Freiburg

Titel der amerikanischen Originalausgabe:
$tatin Nation: The Ill Founded War on Cholesterol, What Really Causes Heart Disease, and the Truth About the Most Overprescribed Drugs in the World

ISBN 978-1-60358-753-2
VAK Verlags GmbH edition published by arrangement with Chelsea Green Publishing in White River Junction, Vermont (U.S.A.)
www.chelseagreen.com

Bibliografische Information der Deutschen Nationalbibliothek
Die Deutsche Nationalbibliothek verzeichnet diese Publikation in der Deutschen Nationalbibliografie; detaillierte bibliografische Daten sind im Internet unter http://dnb.d-nb.de abrufbar.

VAK Verlags GmbH
Eschbachstr. 5
79199 Kirchzarten
Deutschland
www.vakverlag.de

Übersetzung: Rotraud Oechsler
Lektorat: Norbert Gehlen
Coverdesign: Kathrin Steigerwald (Hamburg)
Coverabbildungen: © fotolia/rogerashford (Pillen) und fotolia/RomoloTarani (Lupe)
Layout: Karl-Heinz Mundinger, VAK
Satz: Ulrich Schmid, Aalen
Gesamtherstellung: Friedrich Pustet GmbH & Co KG, Regensburg
Printed in Germany
ISBN 978-3-86731-213-4

Inhalt

Vorwort

Im Jahre 2001 gab ich meine gut dotierte Tätigkeit als Kundenbetreuer bei einem Datenanalyse-Unternehmen in England auf und begann mit einem Intensivkurs in Personal-Fitness-Training und Sportmassage-Therapie. Nach dem Abschluss mit Diplom arbeitete ich als *Personal Trainer* und Massagetherapeut in der Fitnessbranche und danach bis 2009 als freiberuflicher *Personal Trainer* bei der BBC in London. In diesen acht Jahren hatte ich das große Glück, mit ganz unterschiedlichen Klienten zu arbeiten und von jedem etwas Neues zu lernen. Die verschiedenen Herausforderungen, vor die mich meine Arbeit stellte, erforderten auch eine kontinuierliche Weiterbildung in beträchtlichem Umfang. Glücklicherweise hat mich das Thema Ernährung schon immer fasziniert; ich widmete ihm einen großen Teil meiner eigenständigen Recherchetätigkeit und es war Inhalt mehrerer offizieller Lehrgänge, die ich im Laufe der Jahre absolvierte.

Dabei habe ich (durch eigenständiges Recherchieren und von ernährungswissenschaftlich qualifizierten Kollegen sowie von meinen Klienten) erfahren, dass vieles von dem, was uns über gesunde Ernährung erzählt wird, falsch ist. In manchen Fällen ist es mit den konventionellen Empfehlungen tatsächlich so, dass sie nur dann annähernd hilfreich erscheinen, wenn sie in ihr Gegenteil verkehrt werden. *Ein* Problem, das immer wieder auftauchte, war das Cholesterin. Sowohl in Gesprächen mit Klienten als auch bei meinen Recherchen stellte ich fest, dass die vielfach angepriesenen fettarmen Diäten bzw. Ernährungsformen bei den meisten Menschen nicht funktionieren, und 2006 las ich den Klassiker *The Cholesterol Myths* von Dr. Uffe Ravnskov. [Deutsche Ausgabe: *Mythos Cholesterin. Die größten Irrtümer*, Stuttgart: Hirtzel, 5. Aufl. 2011]

Weiteres Recherchieren führte bei mir zu einem tiefen Gefühl von Enttäuschung über die Gesundheitsindustrie im Allgemeinen. Ich hatte meiner Laufbahn im Unternehmensbereich den Rücken gekehrt, um auf einem Gebiet tätig zu werden, von dem ich dachte, es werde *weniger* von kommerziellen Interessen und Politik beherrscht, musste aber nur allzu schnell erkennen, wie naiv ich gewesen war. Ich war schockiert über die Diskrepanzen zwischen dem, was der Öffentlichkeit erzählt wird, und dem, was tatsächlich wissenschaftlich nachgewiesen ist. Es hat sich für mich herauskristallisiert, dass das, was wir über ein breites Spektrum von Gesundheitsproblemen denken, von kommerziellen Interessen und von Experten abhängt, denen es wichtiger ist, ihre eigene Karriere zu sichern, als die Öffentlichkeit richtig zu informieren.

Im Jahre 2009 veröffentlichte ich mein erstes Buch, in dem ich die „Cholesterinhypothese“ infrage stellte. Die entsprechenden Interessengruppen warben jedoch weiterhin massiv für die falsche Vorstellung, dass Cholesterin Herzerkrankungen verursache. 2010 beschloss ich daher, einen Dokumentarfilm über die Vertuschung der Probleme rund um das Cholesterin zu drehen, der Ende 2012 herauskam und auf positive Resonanz stieß. Das versetzte mich in die Lage, einen zweiten Teil über die tatsächlichen Ursachen von Herzerkrankungen nachzuschieben. Während dieser Zeit schloss ich auch einen Lehrgang für investigativen Journalismus bei der englischen Tageszeitung *The Guardian* ab. Beide Filme zusammen beinhalten Interviews mit 18 der weltweit führenden Experten über die Probleme rund um das Cholesterin und die Cholesterinsenker, die Statine; die Experten stammen aus Großbritannien, den Vereinigten Staaten, Dänemark, Schweden, Frankreich, Litauen, Australien, Ägypten und Japan.

Während manche Informationen am besten auf der Leinwand präsentiert werden können, eignen sich andere nur zur Darstellung in einem Buch. Die in diesem Buch enthaltenen Informationen beruhen auf neun Jahren Recherche, auf ausführlichen Interviews während der Dreharbeiten zu den Dokumentarfilmen und auf dem Schriftwechsel mit etlichen anderen Wissenschaftlern und Forschern.

Einführung

Die weltweit häufigste Todesursache sind Herzerkrankungen und seit Jahrzehnten verbreiten die Gesundheitsbehörden die These, dass sie durch Nahrungsfett und Cholesterin verursacht würden, die die Arterien verstopften. Infolgedessen ist die Verschreibung cholesterinsenkender Arzneimittel – namentlich der Medikamentenklasse der Statine – die bei Weitem häufigste Maßnahme zur Verhinderung von Herzinfarkten geworden. Gegenwärtig schlucken in den Vereinigten Staaten schätzungsweise 35 bis 40 Millionen Menschen, in England 7 bis 8 Millionen und auf der ganzen übrigen Welt weitere Millionen Menschen Statine.[1]

Ärzte entscheiden sich zur Verschreibung von Statinen aufgrund der von den Gesundheitsbehörden erlassenen Richtwerte für Cholesterin und aufgrund der Ergebnisse verschiedener „Risikorechner" für Herz-Kreislauf-Erkrankungen. Gemäß den Empfehlungen der neuesten Richtwerte und Risikorechner kommt weltweit mindestens eine Milliarde aller Erwachsenen für die Einnahme von Statinen infrage. Den Richtwerten und den Rechnern liegt ein Krankheitsmodell zugrunde, das Risikofaktoren wie Alter, Cholesterinspiegel, Bluthochdruck, Fettleibigkeit, Geschlecht, familiäre Vorbelastungen, ethnische Zugehörigkeit, Rauchen und Diabetes berücksichtigt.

In diesem Buch werden Belege dafür angeführt, dass das gegenwärtig verwendete, auf den Risikofaktoren beruhende Modell der Herzerkrankungen sowie die damit zusammenhängenden Risikorechner äußerst fehlerhaft sind und eher dazu konzipiert wurden, den Interessen der pharmazeutischen Industrie zu dienen als der Gesundheit der Patienten. Tatsächlich macht die zurzeit praktizierte Methode Millionen gesunder Menschen unnötigerweise zu Patienten. Manche der Risikofaktoren sind stichhaltig, aber manche andere sind es nicht, und die Fokussierung auf eine kleine Anzahl mutmaßlicher Risikofaktoren lässt die zugrunde liegenden wahren Ursachen von Herzerkrankungen außer Acht. Bevor wir jedoch den gegenwärtigen Ansatz analysieren, lohnt es sich, ein paar Hintergrundinformationen über die „evidenzbasierte Medizin“ zu geben, die die auf Risikofaktoren beruhende Methode in beträchtlichem Maße begünstigt hat.

Früher verließen sich die Ärzte bei klinischen Entscheidungen zusätzlich zu ihrem medizinischen Wissen auf ihre Intuition, ihr Gespür, ihre Erfahrung und darauf, dass sie die einzelnen Patienten sehr gut kannten. Viele ihrer Interventionen waren jedoch nur selten mit dokumentierten Belegen untermauert. In den 1990er-Jahren wurde das Konzept der „evidenzbasierten Medizin“ eingeführt und es wird seither in den meisten industrialisierten Ländern zügig umgesetzt. Dabei geht es um die Einbeziehung wissenschaftlicher Nachweise aus der medizinischen Forschungsliteratur in die klinische Praxis. Die meisten Menschen halten das für gut und sehen darin einen bedeutenden Schritt in Richtung auf den medizinischen Fortschritt, doch nur wenige sind bereit, auch die negativen Aspekte dieses Konzepts beim Namen zu nennen.

Ein Problem der evidenzbasierten Medizin ist, dass sich die „Nachweise“ auf ganze Bevölkerungs*gruppen* beziehen und nicht auf Einzelpersonen. Die Ergebnisse eines klinischen Versuchs zeigen etwa, dass es bei einer *Gruppe* von Menschen, die ein bestimmtes Medikament erhielten, insgesamt zu *weniger* Herzinfarkten kam. Damit gilt es als erwiesen, dass das Medikament für *jeden* in Betracht gezogen werden sollte, der ähnliche physische oder medizinische Merkmale zeigt wie die Probanden in der klinischen Studie.

Leider wird dabei außer Acht gelassen, dass *nicht bei allen* Menschen eine positive Auswirkung des Medikaments zu erwarten ist. In der klinischen Studie haben ja einige Probanden einen Nutzen gehabt, andere aber *nicht* und wieder andere haben vielleicht sogar Schaden davongetragen, wenngleich *im Durchschnitt, rein statistisch gesehen* der Gesamtnutzen überwog. Klinische Studien mit Cholesterinsenkern, den Statinen, zeigen zum Beispiel bei etwa 1,6 Prozent der Probanden einen Nutzen. Das bedeutet natürlich, dass sich bei 98 (oder weniger) von 100 Menschen, die das Medikament einnehmen, *kein* Nutzen zeigt und sie stattdessen lediglich den potenziellen Nebenwirkungen ausgesetzt sind.[2]

Ein einzelner Mensch kann also nicht wissen, zu welcher Kategorie er gehören wird: zu dem *einen* Prozent derjenigen, die einen Nutzen von dem Medikament haben, oder zu den 98–99 Prozent, bei denen das nicht der Fall ist. Und kommt es bei einem Patienten durch das Statin zu Nebenwirkungen, könnten diese als vertretbares Zugeständnis betrachtet werden, denn die klinischen Studien erwecken den Eindruck, dass der Patient (statistisch gesehen) ja doch einen Nutzen davon habe.

Das ist ein Aspekt dessen, was die Autoren Erik Rifkin und Edward Bouwer in ihrem gleichnamigen Buch als *the illusion of certainty* [die Illusion der Gewissheit] bezeichnen.[3] [Das Buch ist bisher nicht in deutscher Sprache erhältlich; Anm. d. Übers.] Im Wesentlichen verweist diese „Illusion der Gewissheit" darauf, wie das menschliche Gehirn Zahlen, Fakten und Möglichkeiten interpretiert. Ein positives Ergebnis einer klinischen Studie bedeutet für die meisten Menschen, es sei festgestellt worden, dass das klinisch getestete Medikament *wirke*. Dabei wird leicht übersehen oder vergessen, dass dies lediglich bei einem bestimmten Prozentsatz von Menschen der Fall war, sehr oft nur bei einem *winzigen* Prozentsatz.

Im Laufe der letzten Jahrzehnte haben Ärzte und die Allgemeinheit zunehmend nach veröffentlichten Daten, Studien und Forschungsergebnissen zu bestimmten medizinischen Maßnahmen gesucht und damit einen großen Schritt in die richtige Richtung gemacht. Wir neigen dazu, die Daten als vertrauenswürdig, zuverlässig und endgültig zu betrachten, und in manchen Fällen sind sie das auch. Allerdings ist bei ihrer Auswertung der Spielraum für Missverständnisse, Fehlanwendungen und Missbrauch sehr groß. Zum Beispiel werden die meisten klinischen Studien von Arzneimittelherstellern finanziert; das bedeutet, dass diese im Besitz der Daten sind und dass die Ergebnisse möglicherweise so dargestellt werden, dass sie eher den Geschäftsinteressen der Auftraggeber entsprechen als den Interessen des Patienten.

Gleichzeitig mit der Umsetzung der evidenzbasierten Medizin kam es zur vermehrten Vorgabe klinischer Richtwerte. Theoretisch ist das sinnvoll. Wenn die Daten den Nachweis liefern, dass eine Behandlung wirkt, warum dann nicht auf dieser Basis klinische Richtwerte für eine effizientere praktische Arbeit festlegen, um mehr Patienten zu helfen?

Das Problem ist: Wenn die Daten zugunsten von Geschäftszielen verzerrt wurden, dann dienen die Richtwerte lediglich dazu, die Gewinne der Arzneimittelhersteller zu erhöhen. Zudem lenkt die Festlegung von Richtwerten die Aufmerksamkeit von Ärzten und Patienten auf ganz bestimmte Bereiche und andere werden dafür vernachlässigt; zum Beispiel sind Ärzte dadurch möglicherweise so sehr auf die Cholesterinsenkung fokussiert, dass ihnen die Zeit fehlt, um mit ihren Patienten über Vorbeugung durch körperliche Aktivität, Stressabbau oder andere wichtige Veränderungen in der Lebensweise zu sprechen.

Erschwerend kommt noch hinzu, dass die ärztlichen Leistungen in vielen Ländern heute üblicherweise daran gemessen werden, welche Heilungserfolge sie im Blick auf die *Gesamtzahl* ihrer Patienten und nicht bei *einzelnen* Patienten erzielen; so wird zum Beispiel der *Prozentsatz* derjenigen Patienten eines Arztes errechnet, deren Blutdruck und Cholesterinspiegel innerhalb der empfohlenen Grenzen liegt. Diese Methode kann relativ gut funktionieren, wenn die betreffende Maßnahme sich bei den meisten Menschen als hilfreich erwiesen hat. Jedoch nicht nur die Statine, sondern auch eine Reihe anderer derzeit gebräuchlicher Medikamente sind lediglich aufgrund eines verschwindend *geringen* Nutzens für die Gesamtbevölkerung zugelassen worden.

Experten, die die massenhafte Verschreibung von Statinen befürworten, behaupten, dass ein geringer Rückgang des Herzinfarktrisikos durch Anwendung bei weiten Teilen der Bevölkerung schon recht bedeutsam sei. Ein landesweiter Einsatz mit einer Risikominderung von 1,6 Prozent entspreche dem Vermeiden Tausender Herzinfarkte. Doch das Gegenargument lautet, dass von jeweils 100 Menschen, die das Medikament einnehmen, 20 möglicherweise erhebliche Nebenwirkungen erleiden.[4]

Beim Festlegen klinischer Richtwerte tendieren die Gesundheitsbehörden dazu, auf die Vorteile zu schauen und die Nachteile herunterzuspielen. Außerdem haben die Experten, die sie festlegen, oft Verbindungen zur Pharmaindustrie. Im Falle der Richtwerte für die Cholesterinsenkung steht mindestens die Hälfte der Mitglieder des entsprechenden [englischen] Expertengremiums auf den Gehaltslisten derjenigen Pharmaunternehmen, die cholesterinsenkende Statine herstellen.[4-6] Vielleicht sollte es uns dann gar nicht mehr überraschen, dass die Schwelle des als ideal angesehenen

Cholesterinwertes bei jeder Aktualisierung der Richtwerte immer mehr gesenkt wird und dadurch weitere Millionen Menschen von heute auf morgen für die Einnahme von Statinen und anderen, noch in der Entwicklung befindlichen Cholesterinsenkern infrage kommen.

Theoretisch können die Ärzte für den einzelnen Patienten immer noch individuelle Entscheidungen treffen, doch praktisch werden die Richtwerte auf der Grundlage der vermeintlich besten klinischen Nachweise festgesetzt – also fühlen sich die Ärzte verpflichtet, sich daran zu halten. Die Entscheidung *dagegen* könnte als Weigerung angesehen werden, sich nach dem „Erfolgsmodell" zu richten, und das kann in manchen Fällen zu Disziplinarverfahren führen. Die Richtwerte werden in manchen Ländern (etwa in Großbritannien) auch zur Festlegung leistungsabhängiger Vergütungssysteme für Ärzte als entsprechender finanzieller Anreiz herangezogen.

Das auf Risikofaktoren basierende Modell von Herzkrankheiten bietet sich zur Festlegung klinischer Richtwerte an. Es schließt die Einführung von Zahlenvorgaben oder Schwellenwerten für jeden der ermittelten oder mutmaßlichen Risikofaktoren ein. Der von der *American Heart Association* genutzte Risikorechner für Herz-Kreislauf-Erkrankungen berücksichtigt die Faktoren Geschlecht, Alter, Gesamtcholesterin und HDL [das sogenannte „gute" Cholesterin; Anm. d. Übers.], Blutdruck, ethnische Zugehörigkeit, Rauchen und Diabetes.[7] Die für jedes dieser „Risiken" relevanten Daten werden in den Rechner eingegeben; das errechnete Ergebnis soll widerspiegeln, wie hoch beim Einzelnen die Wahrscheinlichkeit für ein kardiovaskuläres Problem innerhalb der nächsten zehn Jahre ist. Im Allgemeinen gilt: Wenn das Ergebnis bei 7,5 Prozent oder höher liegt, wird der Betroffene als „Kandidat" für ein cholesterinsenkendes Statin betrachtet.

Es gibt bereits zahlreiche Berichte darüber, dass bei dieser Art Berechnung das Gesamtrisiko überschätzt wird.[8] Aufgrund eines Fehlers in seiner Formel erfasst der Rechner mehr Menschen für die Einnahme von Statinen, als er sollte. Denn Rauchen, männlichen Geschlechts und in fortgeschnittenem Alter zu sein sowie Diabetes zu haben, all das erhöht zwar das Risiko für Herz-Kreislauf-Erkrankungen, doch Cholesterin ist kein stichhaltiger Risikofaktor.[4,5,9-16] Und Bluthochdruck gehört zur

Reaktion des Körpers auf dieses Problem, er ist nicht selbst das Problem.

In der Fachzeitschrift *Journal of the American Medical Association* wurde 2011 eine Studie veröffentlicht, die zu einer kompletten Neubewertung des gegenwärtigen, auf Risikofaktoren basierenden Ansatzes hätte führen sollen – stattdessen wurde sie aber weitgehend ignoriert. Die Studie umfasste mehr als 500 000 Menschen, die mit einem Erstinfarkt, jedoch ohne vorherige kardiovaskuläre Erkrankungen ins Krankenhaus eingeliefert wurden.[17] Die Forscher sahen sich fünf der üblichen Risikofaktoren im Verhältnis zur Überlebensrate nach diesem ersten Herzinfarkt an: Bluthochdruck, Rauchen, hoher Cholesterinspiegel, Diabetes und Herzerkrankungen in der Familie. Diese Risikofaktoren ähneln denjenigen des erwähnten Risikorechners.

Könnten solche Risikofaktoren die Letalität zuverlässig prognostizieren, dann würde man erwarten, dass bei Menschen mit mehreren dieser Faktoren die Überlebensrate geringer wäre. [Letalität = Sterbefälle aufgrund einer Krankheit geteilt durch *alle* von der Krankheit Betroffenen; Anm. d. Übers] Das Gegenteil ist jedoch der Fall. Diese Studie ergab: Je mehr Risikofaktoren ein Mensch hatte, desto wahrscheinlicher überlebte er seinen ersten Herzinfarkt. Vielmehr bestand das *größte* Risiko zu sterben darin, dass jemand *keine* Risikofaktoren hatte; mit anderen Worten:

Menschen, bei denen keiner der fünf Risikofaktoren vorlag, starben mit einer um das 1,5-Fache höheren Wahrscheinlichkeit nach einem Herzinfarkt als Menschen, die alle fünf Risikofaktoren hatten.

Wie kann es sein, dass jemand *ohne* Risikofaktoren ein schlechteres Ergebnis hat als jemand, der raucht, einen hohen Cholesterinspiegel, einen hohen Blutdruck, Diabetes und eine familiäre Belastung durch Herzerkrankungen hat? Das ist nur möglich, wenn der gegenwärtige, auf Risikofaktoren beruhende Ansatz fehlerhaft ist oder andere wichtige Faktoren fehlen, die an Herzerkrankungen beteiligt sind, aber von dem aktuellen Modell nicht berücksichtigt werden. Dieses Buch zeigt auf, dass es tatsächlich so ist.

Viele der wahren Ursachen von Herzerkrankungen sind seit Langem bekannt, wurden jedoch von dem Bemühen der Gesundheitsbehörden überdeckt, gesunde Menschen einer medikamentösen Behandlung zuzuführen. Zudem haben sich einige spezielle Ernährungsmaßnahmen als mindestens sechsmal wirksamer erwiesen als Cholesterinsenker. Und Studien haben ergeben, dass Stressabbau möglicherweise sogar elfmal wirksamer als Statine ist. Doch nur sehr wenige Menschen wissen, dass es diese wirksameren und viel sichereren Alternativen gibt.

Ich hoffe, dass meine Leserschaft nach der Lektüre dieses Buches die Mängel des gegenwärtigen Modells von Herzkrankheiten, die wahre Natur dieser Erkrankungen und die Alternativen zu Cholesterinsenkern besser versteht. Diese Informationen sollen Sie als Leser in die Lage versetzen, selbstbestimmt und kompetent Gespräche mit ihrem Arzt zu führen und fundierte Entscheidungen hinsichtlich der eigenen Gesundheit zu treffen.

Dieses Buch erhebt nicht den Anspruch darauf, *alle* Faktoren und komplexen Interaktionen aufzuführen, die zu einer Herzerkrankung beitragen. Es ist nicht sehr wahrscheinlich, dass alle wirklichen Ursachen bereits gefunden sind, da die falschen Annahmen der Gesundheitsbehörden zu einer jahrzehntelangen irregeleiteten Forschung geführt haben. Ich hoffe jedoch, dass mein Buch genügend Informationen enthält, um eine völlig andere Sicht auf Herzerkrankungen zu vermitteln, die weit über den fehlgesteuerten Kampf gegen das Cholesterin hinausgeht.

Kapitel 1

Lehre und Forschung zu den Ursachen von Herzerkrankungen

Für jedes komplizierte Problem gibt es eine Lösung, die einfach, klar, einleuchtend und falsch ist.

H. L. Mencken

Probleme mit dem Herzen und den Blutgefäßen sind für 30 Prozent aller Todesfälle weltweit verantwortlich. Von der Vielzahl der Herzleiden, die uns betreffen können, gelten die meisten als Folge einer koronaren Herzkrankheit (KHK, manchmal auch bezeichnet als koronare Arterienkrankheit), von der die größeren Blutgefäße in Mitleidenschaft gezogen sind, die den Herzmuskel mit Blut und Sauerstoff versorgen. (Vgl. Abb. 1.1, S. 18) Bei Menschen, die an einer KHK leiden, verdicken sich die Wände dieser Arterien und verengen ihr Lumen, also den Hohlraum, der für die Durchblutung und den Sauerstofftransport zur Verfügung steht.

Jahrzehntelang wurde der Öffentlichkeit ein Modell präsentiert, das suggerierte, bei Herzkrankheiten blieben Nahrungsfett und Cholesterin irgendwie an den Innenwänden der Arterien hängen, bildeten Ablagerungen, die sogenannten Fettplaques, und gingen mit Blutgerinnseln einher. Mit fortschreitender Krankheit könne ein solches Gerinnsel eine Arterie letztlich vollständig verschließen, die Blut- und Sauerstoffzufuhr zum Herzen blockieren und einen Herzinfarkt zur Folge haben.

Im Laufe der Zeit wurde immer mehr Menschen klar, dass es bei einer KHK in Wirklichkeit um eine Verdickung der Arterienwand geht und Fett und Cholesterin nicht einfach an ihrer Innenseite hängen bleiben; damit hat sich unser gegenwärtiges Grundmodell ein wenig weiterentwickelt. Die Gesundheitsbehörden räumen nun ein, dass sich eine KHK aus einer

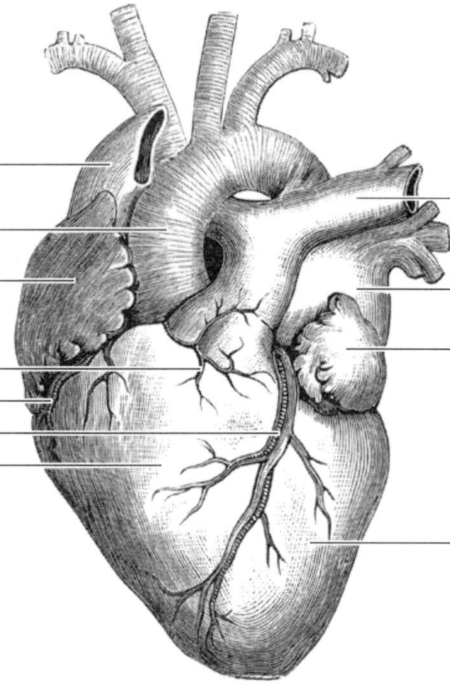

Abbildung 1.1: Grundbegriffe der Anatomie des Herzens und der Koronararterien

anfänglichen Schädigung an der Auskleidung der Arterienwand entwickelt. Sie glauben jedoch immer noch, dass Fett und Cholesterin zwei der Hauptursachen für diesen Prozess seien.

Die *British Heart Foundation* äußert sich zum Beispiel wie folgt: „Zu viel schlechtes Cholesterin [gemeint ist das LDL; Anm. d. Übers.] in Ihrem Blut kann dazu führen, dass sich Fett an Ihren Arterienwänden ablagert."[1] Die Vorstellung, dass gesättigte Fettsäuren aus der Nahrung den Cholesterinspiegel im Blut erhöhten und schließlich Herzinfarkte verursachten, ist unter dem Namen *Diet-Heart Hypthesis* bekannt und wurde nie wirklich bewiesen. [Verbreitete wörtliche Übersetzung: Diät-Herz-Hypothese, wobei das engl. *diet* eigentlich einfach nur „Ernährung" bedeutet und nicht „Diät" im engeren Sinne; Anm. d. Verlags]

Zum wissenschaftlichen Vorgehen gehört natürlich, dass Hypothesen aufgestellt und dann auf ihre Richtigkeit überprüft werden. Fast jedes Mal hat sich dabei ergeben, dass die Diät-Herz-Hypothese falsch ist. Angesichts des allgegenwärtigen Mantras der Gesundheitsbehörden, dass wir gesättigte Fettsäuren in der Ernährung meiden sollten, und der vielen Milliarden Dollar, die jedes Jahr für cholesterinsenkende Medikamente ausgegeben werden, mag das für viele Leser überraschend sein. Wie wir jedoch noch sehen werden, wird an der Diät-Herz-Hypothese festgehalten, allerdings nicht mit dem Ziel, die Gesundheit der Menschen zu verbessern, sondern mit dem Ziel, Profite für die Pharma- und die Nahrungsmittelindustrie zu erwirtschaften.

Die sogenannte Diät-Herz-Hypothese – ein historischer Abriss

Zu Beginn des 20. Jahrhunderts führte der russische Pathologe Nikolai Anitschkow Versuche durch, bei denen er Kaninchen mit riesigen Mengen Cholesterin fütterte, das er aus Eigelb gewann und in Pflanzenölen löste.[2,3] Die Kaninchen bekamen einen enorm hohen Cholesterinspiegel und in ihren Arterien lagerten sich Plaques ab. Diese Ergebnisse wurden oft zur Untermauerung der Diät-Herz-Hypothese zitiert. Da diese Tiere jedoch Pflanzenfresser sind, fressen sie normalerweise kein cholesterinhaltiges Futter und können daher übermäßiges Cholesterin gar nicht über die Leber verstoffwechseln und ausscheiden. Außerdem fand I. B. Friedland ein paar Jahre nach Anitschkows Experimenten heraus, dass hohe Cholesterinwerte verhindert werden konnten, wenn man den Kaninchen zu ihren großen Cholesterinmengen Schilddrüsenhormone gab.[4]

Die Diät-Herz-Hypothese gewann erst an Bedeutung, nachdem Ancel Keys, ein namhafter und sehr einflussreicher Physiologe an der Universität von Minnesota, der während des Zweiten Weltkriegs das US-Verteidigungsministerium beriet, in den 1950er- und 1960er-Jahren seine Forschungsarbeiten veröffentlicht hatte. Er entwickelte Nahrungsrationen für Soldaten im Kampfeinsatz, die unter dem Namen K-Rationen bekannt wurden [K für Keys; Anm. d. Übers.]; doch er ist ebenso bekannt für seine 1953 veröffentlichte berüchtigte Sechs-Länder-Studie.

In dieser Studie setzte Keys in einer Grafik die Zufuhr von Nahrungsfett in sechs Ländern in Beziehung zur Anzahl der Todesfälle durch Herzerkrankungen in diesen Ländern.[5] Die Grafik zeigte eine lineare Beziehung zwischen höherer Fettzufuhr und erhöhter Sterblichkeit aufgrund von Herzerkrankungen. Zum Zeitpunkt dieser Studie standen auch Daten für 16 weitere Länder zur Verfügung, die er jedoch in seiner Grafik *nicht* berücksichtigte. Hätte er sie ebenfalls eingezeichnet, wäre die direkte Beziehung völlig verschwunden und man hätte keine aussagekräftige Verbindung mehr zwischen Nahrungsfett und Herzkrankheiten feststellen können.[6] Trotz dieses offenkundigen Makels wird die Studie heutzutage immer noch zur Unterstützung der Diät-Herz-Hypothese zitiert.

Im Laufe der Zeit begannen sich eklatante Widersprüche dazu abzuzeichnen, insbesondere Anfang der 1990er-Jahre unter der Bezeichnung „französisches Paradox“: Forscher stellten fest, dass Menschen, die in Frankreich leben, wesentlich mehr gesättigtes Fett zu sich nehmen als Menschen in England und in den Vereinigten Staaten, dass ihre Quote an Herzerkrankungen jedoch deutlich geringer ist. Offenbar kam das den Befürwortern der Diät-Herz-Hypothese ungelegen; daher wurde beschlossen, dass die Franzosen durch den Genuss von Rotwein vor ihrer gefährlichen Ernährung geschützt seien. Einige epidemiologische Daten stützen tatsächlich die Auffassung, dass Rotwein einen gewissen Schutz vor Herzerkrankungen bietet; jedoch wird der mäßige Genuss alkoholischer Getränke *jeder* Art mit einem geringeren Herzerkrankungsrisiko in Verbindung gebracht, Rotwein hat da keine besondere Schutzfunktion. Menschen, die mäßig trinken, verhalten sich wahrscheinlich auch in anderen Bereichen ihres Lebens maßvoll, zum Beispiel beim Sport, in Bezug auf Stress und beim Essen. Ein moderater Lebensstil bietet eher eine Reihe gesundheitlicher Vorteile als ein ausschweifender Lebensstil.

Frankreich liefert nicht das einzige Paradoxon. Die Isländer nehmen ebenfalls mehr gesättigte Fette zu sich als die Engländer; jedoch gibt es bei ihnen nur halb so viele Todesfälle durch Herzerkrankungen. In Dänemark werden weniger gesättigte Fette konsumiert als in Island, doch es gibt dort mehr Fälle von Herztod. Ebenso nehmen die Portugiesen etwa ein Drittel weniger gesättigte Fette zu sich als die Franzosen, sterben jedoch häufiger an Herzkrankheiten. Die Litauer konsumieren halb so viele gesättigte Fette wie die Engländer, doch in Litauen ist die Sterberate bei Herzkrankheiten fast doppelt so hoch. Betrachten wir die weltweiten Daten genauso wie Ancel Keys, dann finden wir in Wirklichkeit viel mehr Länder, die der Diät-Herz-Hypothese *widersprechen*, als solche, die sie unterstützen.

Nach Maßgabe der Gesundheitsbehörden sollten die gesättigten Fette weniger als 7 Prozent unserer Gesamtkalorienzufuhr ausmachen. Doch in nur wenigen Ländern ist die Aufnahmemenge so gering. In Litauen ist das der Fall – und doch gehört das Land zu den Ländern mit der weltweit höchsten Sterblichkeit aufgrund von Herzerkrankungen.[7]

Trotz der Mängel der sogenannten Diät-Herz-Hypothese wurde uns eingebläut, Cholesterin so sehr zu fürchten, dass es nun zu einem Synonym für Herzinfarkte geworden ist, und gleichzeitig nehmen wir wahr, dass der Cholesterinspiegel in der Gesellschaft insgesamt aufgrund schlechter Lebensgewohnheiten gestiegen ist. Doch er sank ab 1960 in den meisten industrialisierten Ländern, *bevor* der Kampf gegen das Cholesterin in Gang gesetzt wurde. Erst Mitte der 1990er-Jahre kam es zu einer immer größeren Verbreitung der Einnahme cholesterinsenkender Statine.

Zwischen 1960 und 1994 sank der durchschnittliche Cholesterinspiegel in den USA um etwa 18 mg/dl (0,46 mmol/l). Andere Länder wie Finnland und Neuseeland machten ähnliche Erfahrungen.[8] Das mag nicht nach einer nennenswerten Menge aussehen, doch zwischen 1999 und 2006 sank der durchschnittliche Cholesterinspiegel in den USA lediglich um 4 mg/dl (0,11 mmol/l), obwohl damals 28 Millionen Menschen einen Cholesterinsenker einnahmen. Wenn also der Cholesterinspiegel vorher bereits stärker sank, als das durch die Statine erreicht wurde, warum wird dann zig Millionen Menschen erzählt, dass sie Cholesterinsenker benötigten? Vor der Antwort auf diese Frage sehen wir uns das Cholesterin genauer an.

Der Irrglaube vom „guten" und „schlechten" Cholesterin

Den meisten Menschen ist das Konzept vom „guten“ und „schlechten“ Cholesterin geläufig. Die Lipoproteine hoher Dichte (*high density lipoproteins*, HDL) gelten als „gut“ und diejenigen niedriger Dichte (*low density lipoproteins*, LDL) wie zum Beispiel jene, vor denen die *British Heart Foundation* warnt, gelten als „schlecht“. Diese Einstufungen sind in Anbetracht dessen, dass HDL und LDL eigentlich gar kein Cholesterin sind, ziemlich erstaunlich.

Cholesterin mischt sich nicht mit Wasser. Damit es sich im Blutstrom transportieren lässt, muss es also mithilfe einer Substanz namens Lipoprotein befördert werden. Ein Lipoprotein ist eine Ansammlung von Fetten, Proteinen und anderen Substanzen, die im Körper umherwandern. Lipoproteine transportieren eine Reihe von sehr wichtigen Stoffen, die von den Körperzellen benötigt werden, und sie sind auch am Immunsystem beteiligt. HDL und LDL enthalten zwar Cholesterin, doch sie enthalten auch Coenzym Q10 (CoQ10), Vitamin E, Beta-Carotin und andere Substanzen. Das Cholesterin im HDL ist genau das gleiche wie das im LDL. Die Erklärung, dass HDL „gut“ und LDL „schlecht“ sei, hat mit ihrer „Fahrtrichtung“ im Körper zu tun.

Das meiste Cholesterin wird in der Leber gebildet. Die LD-Lipoproteine transportieren es aus der Leber zu den Zellen, auch zu denjenigen der Koronararterienwände. Die HD-Lipoproteine transportieren Cholesterin zurück zur Leber. Es könnte nun logisch erscheinen zu behaupten, dass LDL schlecht sei, weil es das Cholesterin in die Arterienwände transportiert. Das ist jedoch eine normale und äußerst wichtige Funktion des Körpers. Alle Zellen brauchen Cholesterin, das ein Hauptbestandteil der Zellmembran ist. Cholesterin macht die Zellen wasserundurchlässig; Zellen müssen „wasserdicht“ sein, damit die intrazellulären Strukturen vor ihrem extrazellulären Milieu geschützt werden. Dazu bedarf es eines Mechanismus und/oder eines Prozesses, der die Zellen mit dem benötigten Cholesterin versorgt. Diesen wichtigen Part übernehmen die LD-Lipoproteine.

Cholesterin ist ein interessantes Molekül. Oft wird es als Fett bezeichnet, aber chemisch gesehen sollte es eigentlich als Alkohol bezeichnet werden, auch wenn es sich nicht so verhält.[6] Die komplexe Struktur von Cholesterin bietet den von den Zellen benötigten Schutz. Bei einer Schädigung von Zellen brauchen sie Cholesterin zur Reparatur. Die Erörterung der Fähigkeit des Cholesterins, Gewebe zu reparieren, reicht in der wissenschaftlichen Literatur mindestens bis 1975 zurück.[9,10] Dieses Thema wird jedoch von den Verfechtern des guten und schlechten Cholesterins praktischerweise einfach ausgeklammert.

Es gibt sehr viele potenzielle Gründe dafür, warum Zellen in den Wänden der Arterien, die das Herz mit Blut und Sauerstoff versorgen, geschädigt werden. Zigarettenrauchen, ein hoher Blutzuckerspiegel, Stress und Giftstoffe können die Arterien auf diese Weise schädigen. Als Reaktion darauf muss der Körper möglicherweise mehr Cholesterin herstellen, das er via LD-Lipoproteine zu den geschädigten Zellen schickt. LDL könnte sogar in größeren Mengen erforderlich sein, um dieser Aufgabe noch wirksamer nachzukommen. Doch dies ist die *Auswirkung* des Problems, nicht seine Ursache. Die Behauptung, dass durch LDL Herzkrankheiten *verursacht* würden, ist ebenso abwegig, wie wenn man der Verkehrspolizei an einem Unfallort die Schuld am Unfall geben würde. Ja, die Polizei ist vor Ort, aber um den Unfall aufzuklären und nicht, weil sie ihn verursacht hat.

Außerdem bleiben noch Fragen zu dem behaupteten Zusammenhang zwischen einem höheren LDL-Spiegel und Herzerkrankungen übrig. Man erzählt uns, dass Menschen mit einem höheren LDL-Spiegel rein rechnerisch ein größeres Herzerkrankungsrisiko hätten, aber das ist tatsächlich nicht wahr. Verfechter der Cholesterinhypothese verweisen auf klinische Studien über die Cholesterinsenkung, bei denen eine deutliche Senkung des LDL-Spiegels zeitgleich mit einer leichten Senkung des Risikos für Herzprobleme zusammentraf. Die Senkung von LDL ist jedoch nicht unbedingt der *Grund* dafür. Es gibt viele andere biochemische Prozesse, die von cholesterinsenkenden Statinen beeinflusst werden. Zum Beispiel ist es weithin bekannt, dass Statine eine entzündungshemmende Wirkung haben, dass sie die Verbesserung des Eisenstoffwechsels unterstützen konnten und dass sie potenziell zur Stabilisierung von Plaques in den Arterien beitragen.

Der leichte Rückgang von Herzproblemen könnte einer breiten Palette potenzieller Wirkungen geschuldet sein, die nichts mit dem LDL-Spiegel zu tun haben. Ich will damit nicht sagen, dass die cholesterinsenkenden Statine gut sind; wir werden weiter unten in diesem Buch sehen, dass das Risiko-Nutzen-Gesamtprofil für die meisten Menschen nicht positiv ausfällt. Ich möchte hier einfach nur anmerken, dass Medikamente eine große Wirkungsbreite haben und dass es schwierig sein kann, genau zu bestimmen, welche Wirkung für ein bestimmtes Ergebnis verantwortlich ist.

Eine groß angelegte, 2009 im *American Heart Journal* veröffentlichte Studie ergab, dass der Spiegel des sogenannten schlechten Cholesterins bei Menschen mit einer Herzerkrankung tatsächlich niedriger und nicht höher ist. Die Studie umfasste etwa 137 000 Menschen aus 541 Kliniken in den Vereinigten Staaten, die mit einer Herzkrankheit eingeliefert worden waren, und bei jedem von ihnen wurde innerhalb von 24 Stunden nach der Einlieferung der LDL-Spiegel bestimmt.[11] Die Forscher stellten fest, dass der LDL-Durchschnittswert bei dieser Gruppe (104 mg/dl [2,7 mmol/l]) sogar niedriger war als der Durchschnittswert bei der gesamten amerikanischen Bevölkerung (123 mg/dl [3,3 mmol/l]).[10,12,13] Außerdem haben die Menschen, die nach einem Herzinfarkt mit einem niedrigen LDL-Spiegel ins Krankenhaus eingeliefert werden, ein höheres Risiko, in den ersten 30 Tagen zu sterben[14], und auch noch in den nachfolgenden drei Jahren.[15] Und im Allgemeinen leben Menschen mit einem höheren Cholesterinspiegel länger.[16-19]

Alle diese Daten werfen offensichtlich eine Frage auf: Wenn der Spiegel des sogenannten schlechten Cholesterins bei Menschen mit einer Herzkrankheit niedrig ist, warum geben dann einige Länder auf der ganzen Welt jedes Jahr Milliarden Dollar aus. um diesen Spiegel zu senken?

Manche Kardiologen räumen diesen großen Fehler im gegenwärtigen Modell ein, aber nicht immer offiziell. Während der Dreharbeiten und der Recherche für den zweiten Teil meines Dokumentarfilms besuchte ich Länder mit niedrigen und Länder mit hohen Herzerkrankungsraten, darunter Griechenland oder genauer gesagt die Insel Kreta, um Hinweise auf die wahren Gründe für Herzerkrankungen zu sammeln.

Kreta ist eines von vielen Beispielen für Orte auf der Welt, wo die Menschen große Mengen Fett und Cholesterin zu sich nehmen, jedoch geringe Herzerkrankungsraten haben. Zufällig saß ich beim Flug von

Athen auf die Insel neben einem Kardiologen. Als ich ihm von meinem Interesse erzählte, Kreta als Fallbeispiel in die Dokumentation aufzunehmen, antwortete er: „Man erzählt uns, dass LDL-Partikel Herzkrankheiten verursachen, aber niemand hat das je bewiesen."

Wie diese kleine Anekdote nahelegt, wird immer mehr Menschen bewusst, dass Fett und Cholesterin nicht die Übeltäter sind.[16-24] Manche haben jedoch die Diät-Herz-Hypothese einfach durch die Entzündungshypothese ersetzt; das ist zwar ein Schritt in die richtige Richtung, allerdings einer, der noch keine adäquate Erklärung für die wahren Ursachen von Herzerkrankungen liefert.

Herzkrankheit und Entzündung

Ablagerungen an der Arterienwand enthalten eine ganze Reihe von Substanzen. Fett und Cholesterin zum Beispiel, aber auch Monozyten und Makrophagen (Leukozyten, weiße Blutkörperchen, die bei Entzündungen auftreten) sowie Zytokine (kleine Proteine, die bestimmte Auswirkungen auf den interzellulären Austausch haben), T-Lymphozyten (T-Zellen, Leukozyten, die bei einer Infektion ansteigen) und andere Substanzen.

Es ist inzwischen weithin anerkannt, dass der gesamte mit der Bildung von Plaques einhergehende Prozess entzündlich ist. Jede Verletzung der Innenwand einer Arterie führt zu einem Blutgerinnsel und der entsprechenden Entzündungsreaktion. Eine Herzkrankheit könnte man daher als koronare Arterienentzündung betrachten, und auch wenn damit möglicherweise nicht der gesamte Prozess beschrieben wird, so ist dieser Begriff doch aussagekräftiger als die simple Bezeichnung „Arterienverstopfung", die immer noch kolportiert wird.

Die Endothelzellen, die die Arterienwände auskleiden, besitzen Sensoren, die erfassen, mit welcher Vehemenz das Blut durch die Blutgefäße rauscht; in gewissem Sinn können die Arterien das Blut „fühlen", das durch sie hindurchfließt. Diese Endothelzellen sind auch in der Lage, sich an konkrete Veränderungen im unmittelbaren Milieu anzupassen und den Umbau der Arterienwand sowie die Freisetzung von Immunfaktoren zu steuern. Im Allgemeinen halten die Endothelzellen in den Blutgefäßen alles im Gleichgewicht und unter Kontrolle.

Die Endothelzellen koordinieren auch die Vermittlung von Entzündungszellen an den Verletzungs- oder Infektionsort. Die Kenntnis der Art und Weise, wie die Endothelzellen die Entzündungsreaktion organisieren, sowie das Vorliegen anderer, mit der Entzündung in Zusammenhang stehender wichtiger Substanzen führten zu dem Irrglauben, dass Herzerkrankungen durch Entzündungen verursacht würden. Man darf nicht vergessen, dass die Entzündung eine lokale *Reaktion* auf die Verletzung ist und dass die wahren Ursachen einer Herzkrankheit diejenigen Faktoren sind, die für die Verletzung selbst verantwortlich sind oder die Selbstheilungskräfte des Körpers und die Ausheilung der Arterienwand blockieren.

Wie bereits erwähnt führt eine Schädigung der Arterienwand zur Bildung von Blutgerinnseln und zur Entwicklung von arteriellen Plaques. Schreitet der Prozess weiter fort und ist der Körper nicht in der Lage, die Arterie auszuheilen, kann ein Blutgerinnsel sie tatsächlich vollständig blockieren und damit eine Okklusion (Arterienverschluss) verursachen. Das nachgelagerte Herzgewebe ist dann von der Blut- und Sauerstoffversorgung abgeschnitten und die Herzmuskelzellen in diesem Gebiet sterben ab – es kommt dort zu einem nekrotischen Bereich oder einem Herzinfarkt.

Blutgerinnsel sind sicher ein gemeinsames Merkmal von Herzkrankheiten und Herzinfarkten. Im zweiten Teil meines Dokumentarfilms wurde angeregt, dass der mit einer Herzerkrankung einhergehende Prozess präziser als Verklumpung in der Arterie statt als Verstopfung der Arterie bezeichnet werden sollte, und Vertreter beider Lager in der „Statindebatte“ stimmen darin überein, dass die Verklumpung des Blutes ein zentraler, ganz wesentlicher Aspekt der Krankheit ist. Tatsächlich sind arterielle Plaques als Blutgerinnsel in verschiedenen Reparaturstadien beschrieben worden.[25]

Die an der Blutverklumpung infolge einer Verletzung der Arterie beteiligten Prozesse sind komplex; die beste Erklärung findet man in dem Kapitel „Cardiovascular Disease Is Primarily Due to Blood Clotting“ [zu Deutsch etwa: Kardiovaskuläre Erkrankungen sind hauptsächlich der

Blutverklumpung geschuldet], einem Beitrag von Dr. Malcolm Kendrick in dem von Professor Paul J. Rosch herausgegebenen hervorragenden Buch *Fat and Cholesterol Don't Cause Heart Attacks* [zu Deutsch etwa: Fett und Cholesterin sind nicht die Ursachen von Herzinfarkten; Anm. d. Übers.].

Der Zweck dieses Kapitels ist jedoch, eine wichtige Frage in Bezug auf die Reihenfolge aufzuwerfen, in der diese Ereignisse stattfinden: Sind Blutgerinnsel in einer Arterie die Ursache oder die Folge eines Herzinfarkts? Dies mag eine seltsame Frage sein, doch es besteht Grund zu der Annahme, dass sich Blutgerinnsel in den Arterien infolge einer Schädigung am Herzmuskel selbst bilden. Und es liegen Daten vor, die diese Hypothese unterstützen.

Das konventionelle Modell, das Experten empfehlen, die Befürworter der Cholesterinhypothese sind, wird im Wesentlichen als einfaches Leitungsproblem dargestellt: Mit der Zeit werden die Rohre, die das Herz mit Blut und Sauerstoff versorgen, von Fett und Cholesterin blockiert. Und die Maßnahmen zielen meist darauf ab, die Rohre frei zu halten. Es gibt jedoch eine Reihe anderer Merkmale bei Herzinfarkten, die berücksichtigt werden müssen:

- Das Konzept mit den Leitungen lässt die vielen Faktoren außer Acht, die den Zustand des Herzmuskels selbst beeinflussen können. Wie wir noch sehen werden, wird seine Stärke und Gesundheit nicht nur vom Zustand der Arterien, sondern auch von einer Reihe von Faktoren bestimmt, die durch Lebensweise und Ernährung bedingt sind.
- Psychischer und physischer Stress beeinflussen die Physiologie tiefgreifend; dadurch kommt es nicht nur zu einer Anhäufung von arteriellen Plaques, sondern auch zu direkten Schädigungen am Herzen selbst.
- Die elektrische Steuerung des Herzens, der Impulsgeber für die Pumpfunktion, wird ebenfalls durch Stress beeinflusst und der Ernährungszustand sowie bestimmte Umweltfaktoren wirken sich auch aus.
- Es wurde nachgewiesen, dass das Herz bei einer blockierten Arterie mit dem Einschalten des Umgehungskreislaufs reagiert und kompensiert.

Manche Forscher vermuten, dass sich Blutgerinnsel als sekundäres Merkmal bei schweren Herzinfarkten eher *nach* dem Infarkt als vorher bilden. Also stehen wir hier vor einem klassischen Henne-Ei-Szenario: Was kommt zuerst, der Herzinfarkt oder das Blutgerinnsel? Dieses Thema wird im nachfolgenden Abschnitt etwas ausführlicher besprochen.

Eine andere Sichtweise: Giorgio Baroldi

Der italienische Herz-Kreislauf-Pathologe Giorgio Baroldi stellte ein halbes Jahrhundert lang die konventionelle Theorie in Bezug auf die mit Herzkrankheiten einhergehenden Prozesse infrage. Er verfasste eine große Anzahl von Forschungsberichten und seine Arbeiten wurden in einigen der angesehensten medizinischen Fachzeitschriften der Welt veröffentlicht. Doch wie es schon in vielen anderen Fällen in der Medizin vorkam, stießen seine Kampfansagen an die gängige Meinung auf taube Ohren.

Im Jahre 2004 veröffentlichte er mit seinem Koautor Professor Malcolm Silver von der Universität Toronto ein Buch, das eine ausführliche Zusammenfassung der alternativen Sicht auf die Entwicklung von Herzkrankheiten enthält.[26] Eines der Schwerpunktthemen, die Baroldi aufgreift, ist die Tatsache, dass sich das Herz bei einer blockierten Arterie durch Erhöhung der Durchblutung über den Umgehungskreislauf anpasst. Den meisten Menschen sind die in der Abbildung 1.1 (Seite 18) dargestellten anatomischen Grundbegriffe des Herzens geläufig. Diese Art der Darstellung ist weit verbreitet. Den Umgehungs- oder Kollateralkreislauf sehen wir dort jedoch nicht. Er besteht aus einem komplizierten Netzwerk von Blutgefäßen, die auch den Herzmuskel mit Blut und Sauerstoff versorgen.

Baroldi machte eine Reihe von Beobachtungen, aus denen er schloss, dass eine blockierte Arterie möglicherweise nicht der wichtigste Faktor bei einem Herzinfarkt sei, oder zumindest, dass die Verstopfung nicht der einzige Faktor sei. Baroldi führte folgende Beobachtungen an:

1. Bei manchen Menschen liegt eine erhebliche Verengung der Arterie vor, ohne dass es Anzeichen einer Schädigung des Herzmuskels selbst gibt. Und diese Verengung könnte schon jahrelang ohne irgendwelche klinischen Symptome einer Herzerkrankung bestanden haben.
2. Es gibt keinen Zusammenhang zwischen dem Ausmaß einer Koronararterienerkrankung und dem Grad der Schädigung am Herzmuskel selbst. Logischerweise würden wir erwarten, dass bei einer Plaquebildung oder Verstopfung in der Arterie von größerem Ausmaß der Bereich von abgestorbenem Herzmuskelgewebe ebenfalls größer wäre. Baroldi kam jedoch zu dem Schluss, dass es *keine Korrelation* zwischen dem Ausmaß der Arterienerkrankung und dem Grad des tatsächlichen Schadens am Herzen gab.
3. Ein Infarkt (und damit ein Absterben von Herzmuskelgewebe) ist auch ohne eine entsprechende Verstopfung möglich.

Andere Forscher sind zu ähnlichen Schlussfolgerungen gelangt. Der Hamburger Arzt für Allgemeinmedizin Dr. Knut Sroka hat eine Website zusammengestellt, die detaillierte Forschungsergebnisse über die mit Herzkrankheiten einhergehenden Mechanismen enthält.[27] Er weist darauf hin, dass nur bei etwa 50 Prozent der Herzinfarkte eine vollständige akute Blockade der Koronararterie festgestellt werde.[28] [Von Dr. K. Sroka ist auch ein Buch zum Thema erschienen: *Herzinfarkt – Ein Medizinskandal. Fundierte Alternativen zur Schulmedizin*, Kirchzarten: VAK, 2019]

Wenn blockierte Arterien durch den Kollateralkreislauf umgangen werden können und es keinen Zusammenhang zwischen dem Ausmaß der Arterienerkrankung und der Größe des Gebietes von abgestorbenem Herzmuskelgewebe gibt, dann könnten Herzinfarkte eher vom Inneren der Herzens selbst ausgehen, anstatt als Folge einer Schädigung der Arterie aufzutreten. Diese Hypothese wird manchmal als myogene Theorie des Myokardinfarkts bezeichnet. Ein Pionier auf diesem Gebiet war Dr. Quintiliano H. de Mesquita[29], ein brasilianischer Arzt und Wissenschaftler, dessen Arbeit von seinem Landsmann Carlos Monteiro, einem unabhängigen Forscher, weitergeführt wurde.[30]

Die myogene Theorie wirft Fragen zu den gegenwärtig üblichen chirurgischen Verfahren auf, zum Beispiel zur Bypass-Operation und zum

Einsetzen von Stents. Diese Maßnahmen beruhen auf der Vorstellung, dass eine blockierte Arterie immer zu einem Herzinfarkt führe. Wenn das *nicht* stimmt, dann müssen manche Menschen möglicherweise weiterhin kostspielige unnötige chirurgische über sich ergehen lassen.

Vereinfacht gesagt beginnt die myogene Theorie des Herzinfarkts damit, dass psychischer und physischer Stress ein Ungleichgewicht im Nervensystem verursachen. Dadurch verändern sich die Mengen verschiedener freigesetzter biochemischer Stoffe und der Herzmuskel wird in Bezug auf die Energieversorgung übermäßig von der Zucker- anstatt von der Fettverbrennung abhängig; dadurch entsteht ein saures Milieu, das Einfluss auf die Kontraktionskraft des Herzmuskels nimmt. Diese Funktionsstörung kann zum Zelltod (Nekrose) in einem lokal begrenzten Gebiet führen – zu einem Herzinfarkt.

Nach dem Auftreten des Herzinfarkts ändert sich die Strömungsdynamik in den Arterien, wodurch es an den Arterieninnenwänden zu einer Schädigung kommen kann. Der Körper reagiert darauf mit der Bildung eines Blutgerinnsels und die Arterien werden dann denselben Prozessen unterzogen, wie sie mit der Anhäufung von arteriellen Plaques verbunden sind. Häufen sich also arterielle Plaques an, kann die daraus folgende Arterienverengung die Situation durch eine weitere Behinderung der Blut- und Sauerstoffversorgung des Herzmuskels noch verschlimmern. Dieser krankhafte Prozess führt also schließlich zu arteriellen Plaques, zu einer möglicherweise vollständigen Verstopfung der Arterie, zur Unterbrechung des elektrischen Steuerungssystems des Herzens sowie zu einem Bereich von abgestorbenem Herzmuskelgewebe. Doch was war hauptsächlich daran schuld, was kam zuerst?

Hinsichtlich der an der Entwicklung von Herzinfarkten beteiligten genauen Mechanismen und der Frage, in welcher Reihenfolge sie bei jedem Einzelnen auftreten, gibt es immer noch eine erhebliche Anzahl von Unbekannten. Doch das zu akzeptieren hindert uns nicht daran, die wahren Ursachen von Herzkrankheiten zu verstehen oder darüber Bescheid zu wissen, was zur Unterstützung der Genesung von einem Herzinfarkt zu tun ist.

Wie wir noch sehen werden, besteht der beste Weg, einen Herzinfarkt zu verhindern beziehungsweise sich schnell davon zu erholen, darin, auf diejenigen Faktoren zu achten, die alle Bereiche der Herzfunktion beeinflussen: auf den Zustand der Arterienwand, die Gesundheit des Herzmuskels selbst und die elektrischen Steuerungsmechanismen des Herzens. Und dabei stellen wir tatsächlich fest, dass die wichtigsten wirklichen Ursachen von Herzkrankheiten in der Tat Einfluss auf *alle* diese Bereiche nehmen. Doch bevor wir uns näher mit diesen Ursachen befassen, lohnt sich ein Blick auf die Vorzüge des Cholesterins sowie ein nochmaliges Aufgreifen der Frage, warum wir, wenn ein höherer LDL-Spiegel mit einem geringeren Herzerkrankungsrisiko einhergeht, so viel Energie und Geld in cholesterinsenkende Medikamente wie die Statine investieren.

Kapitel 2

Die Bedeutung des Cholesterins

Wie in Kapitel 1 bereits erwähnt, wurden keine Mühen gescheut, um die breite Öffentlichkeit über die mit Cholesterin einhergehenden „Gefahren“ zu instruieren. Man muss wirklich sagen, dass die Befürworter der sogenannten Diät-Herz-Hypothese die Angst vor dem Cholesterin als einer die Arterien verstopfenden Substanz sehr erfolgreich geschürt haben, eine Angst, die sogar größer ist als die vor der Herzerkrankung selbst. Aber trotz dieser Panikmache gibt es Belege dafür, dass ein hoher Cholesterinspiegel äußerst vorteilhaft sein kann.

Wir wissen seit einiger Zeit, dass ältere Menschen mit hohem Cholesterin länger leben. Zu diesem Ergebnis kam die Studie eines Forscherteams an der medizinischen Fakultät der Yale-Universität.[1] Niederländische Forscher haben ebenfalls herausgefunden, dass die Lebenserwartung bei einem höheren Cholesterinspiegel steigt; es scheint, als seien solche Menschen besser vor Krebs und Infektionen geschützt.[2]

In einer Reihe von Studien wurde festgestellt, dass hohes Cholesterin für ältere Menschen mit einer Herzinsuffizienz ein Schutz ist.[3-8] Laut einem Artikel im Fachmagazin *The Lancet* ist die Cholesterinsenkung für solche Menschen von Nachteil.[9]

Weitere Nachweise über den Schutz vor Infektionen durch hohes Cholesterin wurden von Professor David Jacobs und Dr. Carlos Iribarren erbracht, die 15 Jahre lang mehr als 100 000 gesunde Menschen im Gebiet von San Francisco beobachteten: Diejenigen, die zu Beginn der Studie einen niedrigen Cholesterinspiegel hatten, bekamen häufiger Infektionskrankheiten.[10] Eine andere in *The Lancet* veröffentlichte Studie beobachtete über einen Zeitraum von mehr als 20 Jahren den Cholesterinspiegel und die Sterberate von mehr als 3500 älteren japanischstämmigen Amerikanern. Sie bestätigte die Feststellungen in früheren Studien: erhöhte Sterberate bei Menschen mit einem niedrigen Blutcholesterinspiegel. Diese Ergebnisse, so die Autoren weiter, liefern nicht nur noch mehr Belege dafür, dass ein niedriger Cholesterinspiegel bei den Älteren mit einem erhöhten Sterberisiko einhergeht, sondern auch dafür, dass die Menschen, die über einen Zeitraum von 20 Jahren ihren niedrigen Cholesterinspiegel beibehalten, in dieser Hinsicht die schlechteste Prognose haben.[11]

Ein höherer Cholesterinspiegel könnte auch vor Parkinson schützen. Eine in der Zeitschrift *Movement Disorders* veröffentlichte Studie ergab, dass der LDL-Spiegel bei Parkinson-Patienten niedriger war als bei Menschen, die nicht an dieser Krankheit litten.[12]

In einer im *Journal of the American Medical Association* veröffentlichten Studie wurden die Daten von 122 458 Probanden aus 14 internationalen klinischen Studien analysiert.[13] Die Autoren verglichen die Häufigkeit verschiedener Risikofaktoren bei Menschen mit einer Herzerkrankung. Sie stellten fest, dass nur 39 Prozent aller betroffenen Männer und 34 Prozent aller betroffenen Frauen einen hohen Cholesterin- oder Triglyzeridspiegel hatten. Hätte man Cholesterin unabhängig von den Triglyzeriden ausgewertet, wäre dieser Prozentsatz eventuell noch niedriger ausgefallen; dies deutet darauf hin, dass ein niedriger Cholesterinspiegel bei Herzpatienten häufiger vorkommt als ein hoher.

Forscher der Universität von Boston haben den Zusammenhang zwischen Gesamtcholesterin und kognitiver Leistungsfähigkeit an 789 Männern und 1105 Frauen untersucht.[14] Sie entdeckten, dass die Tests in Bezug auf flüssige Ausdrucksweise, Konzentration und die gesamte kognitive Leistungsfähigkeit bei einem niedrigen Cholesterinspiegel schlechter ausfielen.

Wir lernen ständig noch mehr über die wichtigen Funktionen, bei denen Cholesterin eine Rolle spielt. Eine Forschungsarbeit unter der Leitung der Universität von Kalifornien hat zum Beispiel bestätigt, dass Abkömmlinge des Cholesterins (Cholesterinderivate) eine wichtige Rolle im menschlichen Immunsystem spielen und möglicherweise vor einer großen Vielfalt von Viren schützen: zum Beispiel vor Ebola, Rifttal-Fieber [eine in Afrika vorkommende Infektionskrankheit von Wiederkäuern, die auch beim Menschen als virales hämorrhagisches, das heißt, mit Blutungssymptomen einhergehendes Fieber auftreten kann; Anm. d. Übers.], Nipah [benannt nach seinem Entdeckungsort in Malaysia, mit hohem Fieber, grippeähnlichen Beschwerden und später einer Enzephalitis] und anderen tödlichen Krankheitserregern.[15]

Beim Erstkontakt des Immunsystems mit einem neuen Erreger entwickelt es durch die Bildung von Gedächtniszellen die Fähigkeit, den Eindringling zu erkennen, wenn er das nächste Mal in den Körper gelangt. Dieses immunologische „Gedächtnis" entsteht durch eine Clusterbildung von T-Zellrezeptoren. Eine in den Fachzeitschriften *Immunity* und *Journal of Biological Chemistry* veröffentlichte Studie ergab, dass Cholesterin bei diesem Prozess eine Schlüsselrolle spielt.[16]

Cholesterin liefert das Ausgangsmaterial für die Bildung von Vitamin D, aller Steroidhormone und der Gallensäuren für die Verdauung. Und wie bereits erwähnt, besteht ein großer Teil unserer Zellmembranen aus Cholesterin. Cholesterin liefert (zusammen mit gesättigten Fetten) die strukturelle Stabilität, die Zellen für ihre ordnungsgemäße Funktion brauchen. Und wir wissen auch, dass Cholesterin bei der Signalübertragung zwischen den Zellen oder der Zell-„Intelligenz" eine wichtige Rolle spielt.[17]

Cholesterin ist also für *alle* Zellen wichtig, doch insbesondere für die mit dem Gehirn, dem Nervensystem und dem Immunsystem in Verbindung stehenden. Wissenschaftler am Karolinska-Institut in Stockholm und der Hochschule für Medizin der Universität von Swansea in Großbritannien haben zwei Substanzen von Steroidtyp identifiziert – die Cholsäure (eine Gallensäure) und 24S,25-Epoxycholesterin (ein Cholesterin-Derivat) –, die eine wichtige Rolle für die Bildung und das Überleben von Nervenzellen im Gehirn spielen.[18]

Ernährungswissenschaftliche Studien und die Diät-Herz-Hypothese

Ein grundlegender Aspekt der sogenannten Diät-Herz-Hypothese ist die Annahme, dass gesättigtes Fett aus der Nahrung den Blutcholesterinspiegel, genauer gesagt: den LDL-Spiegel, erhöhe. Wie wir gesehen haben, muss der Zusammenhang zwischen LDL-Spiegel und Herzerkrankungen erst noch nachgewiesen werden, da es Fälle gibt, in denen ein niedriger LDL-Spiegel mit einem größeren Risiko einhergeht. Wenn wir jedoch diesen Teil der Diskussion einmal beiseite lassen, lohnt es sich, einen Blick speziell auf den Zusammenhang zwischen gesättigten Fetten aus der Nahrung und dem LDL-Spiegel zu werfen.

In einer in *The Lancet* veröffentlichten Studie mit 1420 Probanden wurden die während der nationalen Verzehrstudie im Vereinigten Königreich (*U.K. National Diet and Nutrition Survey*) gesammelten Daten analysiert.[19] Die Forscher fanden weder eine Verbindung zwischen gesättigtem Fett und der Höhe des LDL-Spiegels noch eine Verbindung zwischen gesättigtem Fett und dem Gesamtcholesterin.

In einer im *New England Journal of Medicine* veröffentlichten Studie[20] wurden die Auswirkungen einer fettarmen Ernährung mit denen einer fettreichen Ernährung verglichen. Dazu wurden die Probanden in zwei Gruppen aufgeteilt. Diejenigen in der Gruppe „fettreiche Ernährung“ wurden gebeten, sich nach der Atkins-Diät zu ernähren, die für große Mengen von gesättigtem Fett aus tierischen Proteinen steht.[21] Nach einem Jahr wurde jede Gruppe auf Risikofaktoren für Herzerkrankungen untersucht. Zwischen den beiden Gruppen gab es keinen deutlichen Unterschied bezüglich des Gesamtcholesterins oder des LDL-Spiegels. Darüber hinaus wies die Gruppe mit der fettreichen Atkins-Diät eine erhebliche Steigerung des HDL (des guten Cholesterins) auf.

Im Jahre 2008 wurde im *New England Journal of Medicine* eine ähnliche Studie veröffentlicht. Dabei wurden in einem zwei Jahre umfassenden Zeitraum drei verschiedene Ernährungsweisen verglichen: eine kohlenhydratarme Ernährungsform vom Typ Atkins (hoher Fettgehalt), eine mediterrane Ernährungsform (mäßiger Fettgehalt) und eine fettarme Ernährungsweise. Wieder stellten die Forscher *keinen* Zusammenhang fest zwischen der Erhöhung der Menge an gesättigtem Fett und dem LDL-Spiegel.[22]

In einer weiteren Studie wurde bei übergewichtigen, aber ansonsten gesunden Frauen eine fettarme mit einer fettreichen Ernährungsform verglichen.[23] Am Ende der sechsmonatigen Studie gab es zwischen den beiden Gruppen keine deutlichen Unterschiede hinsichtlich des Cholesterinspiegels. Die Probandinnen in der Gruppe mit der fettreichen Ernährungsweise hatten doppelt so viel gesättigtes Fett zu sich genommen – trotzdem waren ihr Gesamtcholesterin und ihr LDL fast unverändert und ihr „gutes Cholesterin" (HDL) war leicht angestiegen. Die Autoren der Studie mussten selbst einräumen: „Diese Studie stellt eine überraschende Infragestellung der vorherrschenden Ernährungsempfehlungen dar."

In einer anderen Studie, in der man eine kohlenhydratarme mit einer fettarmen Diät verglich[24], wurden die Probanden der Gruppe „kohlenhydratarme Diät" angewiesen, höchstens 30 Gramm Kohlenhydrate täglich zu sich zu nehmen (nur geringfügig mehr als bei der Atkins-Diät erlaubt). Die meisten Nahrungsmittel für diese Gruppe enthielten beträchtliche Mengen an gesättigten Fetten. Nach dem Ende der 1 Jahr dauernden Verlaufskontrolle unterschieden sich die Veränderungen bezüglich des Gesamtcholesterins und des LDL in den beiden Gruppen nicht wesentlich. Und das „gute Cholesterin" (HDL) war bei den Probanden, die die fettarme Ernährungsweise praktizierten, stärker gesunken.

In einer weiteren Studie schließlich, in der es um den Vergleich zwischen einer fettarmen und einer fettreichen Diät ging[25], wurden die Probanden in der „fettarmen Gruppe" angewiesen, maximal 10 Prozent gesättigtes Fett zu sich zu nehmen. Die Probanden in der „fettreichen Gruppe" durften so viel gesättigtes Fett essen, wie sie wollten, sowie Eier in unbegrenzter Menge. Bei der Auswertung der Ergebnisse gab es keinen statistisch relevanten Unterschied beim LDL-Spiegel. Am deutlichsten unterschieden sich die beiden Gruppen darin, dass das HDL durch die fettreiche Diät anstieg. Zu ähnlichen Ergebnissen kam auch noch eine andere im *Journal of the American Medical Association* veröffentlichte Studie, in der vier Gewichtsreduktionsdiäten verglichen wurden, die ein Spektrum von fettarm bis fettreich umfassten.[26]

Andere Studien hatten nicht nur den Cholesterinspiegel, sondern tatsächliche Fälle von Herzerkrankungen im Zusammenhang mit unterschiedlichen Mengen von gesättigtem Fett im Blick. Eine im *American Journal of Clinical Nutrition* veröffentlichte Studie bezog zum Beispiel zur Feststellung der Auswirkungen verschiedener Ernährungsformen eine sich über 10 Jahre erstreckende Beobachtung von 75 521 Frauen ein.[27] Hauptziel der Studie war es zu bestimmen, wie sich eine Erhöhung der glykämischen Last durch die Diät auswirkt; dies sagt etwas über den Einfluss aus, den *jede* Ernährungsweise auf den Blutzuckerspiegel hat; auch die Menge des gesättigten Fetts wurde protokolliert. Unter den Probandinnen in der Gruppe, die die geringsten Mengen an gesättigtem Fett zu sich nahmen, kam es zu 186 Fällen von Herzerkrankung, unter denjenigen mit den höchsten Mengen zu 139.

Forscher der Universität Harvard untersuchten die Auswirkungen verschiedener Ernährungsformen auf das Fortschreiten der Herzerkrankungen bei 235 Probandinnen, die bereits herzkrank waren. Die Frauen wurden ungefähr 3 Jahre lang beobachtet. Wie in den bereits erwähnten Studien stellten die Forscher keinen Zusammenhang zwischen der Zufuhr von gesättigtem Fett und dem LDL-Spiegel fest. Sie fanden auch heraus, dass eine vermehrte Zufuhr von gesättigtem Fett mit einem geringeren Fortschreiten der Herzerkrankung einherging, die Aufnahme von mehrfach ungesättigten Fetten und Kohlenhydraten dagegen führte zu einem Fortschreiten der Herzkrankheit.[28]

Es gab auch mehrere große Studien in Form von Metaanalysen, in denen die Daten mehrerer Studien miteinander kombiniert wurden. Auch in diesen Studien konnte kein Zusammenhang zwischen der Zufuhr von gesättigtem Fett und einer kardiovaskulären Erkrankung hergestellt werden.[29–32]

Cholesterin und die Schilddrüse

Auch wenn der Cholesterinspiegel in der amerikanischen Gesamtbevölkerung seit 1960 im Durchschnitt sank (wie in Kapitel 1 erwähnt), gab es natürlich Einzelfälle, in denen er anstieg. Und man sollte nicht vergessen, dass er bei gesunden Menschen jahreszeitlich bedingt deutlich schwankt. (Er ist in den Wintermonaten tendenziell höher.) Doch wenn es bei einem Menschen über einen längeren Zeitraum zu einem deutlichen Anstieg des Cholesterinspiegels kommt, sollte man zuerst die Schilddrüsenfunktion untersuchen.

Die Schilddrüse – eine schmetterlingförmige Drüse, unterhalb des Kehlkopfs vor der Luftröhre gelegen – ist verantwortlich für den Stoffwechsel, die Körpertemperatur, das Wachstum und die Entwicklung des Gehirns. Sie schüttet verschiedene Hormone aus; das wichtigste ist Thyroxin (T_4). Wir wissen seit mindestens 80 Jahren, dass bei Thyroxinmangel der Cholesterinspiegel im Blut ansteigt. Laut Dr. Broda Barnes, einem Pionier für Diagnose und Behandlung von Schilddrüsenstörungen[33], bestand in den 1930er-Jahren eine so enge Verbindung zwischen dem Cholesterinspiegel und dem Mangel an Schilddrüsenhormonen, dass vorgeschlagen wurde, den Cholesterinspiegel im Blut als diagnostischen Test für die Schilddrüsenfunktion einzusetzen.

Ein niedriger Schilddrüsenhormonwert lässt also den Cholesterinspiegel steigen und damit auch das Risiko für eine Reihe von Herzproblemen. Jedoch werden sowohl die Herzprobleme als auch der erhöhte Cholesterinspiegel durch einen trägen Grundumsatz sowie eine Reihe anderer Auswirkungen aufgrund der geringen Schilddrüsenfunktion verursacht. Tatsächlich kann sowohl ein hoher als auch ein niedriger Schilddrüsenhormonwert Herzprobleme verursachen.[34]

Im Jahre 1877 führte Dr. William M. Ord eine Autopsie bei einer Frau durch, deren Schilddrüse bindegewebig umgebaut war. Ord stellte fest, dass das gesamte arterielle System eine Atherosklerose aufwies, volkstümlich auch als Arteriosklerose bezeichnet. Die Arterien zur Versorgung ihrer Nieren, des Gehirns und des Herzens enthielten Ansammlungen von Plaques. Er stellte auch eine Haut- und Bindegewebsschwellung fest, die – was untypisch war – an der Schnittfläche kein Wasser freisetzte, wie das bei einer Flüssigkeitsretention aufgrund von Nierenversagen der Fall ist. Ord behauptete, dass der Ausfall der Schilddrüse dafür verantwortlich sei. Die stark wasserhaltigen Gewebe enthielten eine ungewöhnliche Menge Schleim, eine dicke, leimähnliche Substanz. Ord prägte den Begriff Myxödem, um diese wassergetränkten Gewebe zu beschreiben.

Während des folgenden Jahrzehnts berichteten andere Ärzte von einer Reihe ähnlicher Myxödem-Fälle nach Entfernung der Schilddrüse.[33]

Um die Jahrhundertwende zum 20. Jahrhundert wurden verschiedene Versuche mit Schafen und Ziegen durchgeführt, zu denen auch die Entfernung der Schilddrüse gehörte; daraufhin bekamen die Tiere Plaques in den Koronararterien. Die Tiere, deren Schilddrüse entfernt worden war, die aber auch Schilddrüsenhormone erhielten, entwickelten keine arteriellen Plaques. Es gab damals noch keine klinische Beschreibung von Herzinfarkten, sodass diese wichtigen Erkenntnisse nahezu vergessen wurden.

In den letzten Jahren gibt es in der medizinischen Literatur jedoch wieder Bestätigungen eines Zusammenhangs zwischen niedriger Schilddrüsenfunktion und hohem Cholesterinspiegel[35,36], aber es gibt kaum Anhaltspunkte dafür, dass Ärzte in diesem Bereich nach einer Ursache des hohen Cholesterins suchen, bevor sie einen Cholesterinsenker verschreiben. Schilddrüsenprobleme kommen in vielen Ländern häufig vor, daher sollte diesem Gewebe durchaus mehr Aufmerksamkeit geschenkt werden.

Kapitel 3

Das Geschäft mit Medikamenten

Wenn Herzerkrankungen nicht durch Cholesterin verursacht werden, stellt sich logischerweise die Frage, warum so viele Menschen und auch so viele Ärzte glauben, dass dem doch so sei. Diese Frage lässt sich durch einen Blick auf die Rahmenbedingungen beantworten, unter denen Ärzte heute arbeiten; in fast allen Bereichen liegt die Kontrolle dieser Bedingungen in den Händen der Pharmakonzerne. Die meisten Menschen wissen das intuitiv, doch es ist sinnvoll, die wichtigsten Bereiche dieses wirtschaftlichen Einflusses einmal aufzuschlüsseln und zu untersuchen. Es gibt eine Reihe von erheblichen Problemen im Zusammenhang mit den medizinischen Fachjournalen und der Art, wie medizinische Forschung publiziert wird. Nur wenige Menschen haben die Zeit oder die Lust, sich damit zu befassen; doch wir alle sind direkt davon betroffen: Unsere Wahrnehmung bezüglich der Sicherheit und Wirksamkeit von Medikamenten wie den Statinen wird da verzerrt.

Pharmakonzerne sind Betriebe wie alle anderen und die dort Beschäftigten sind natürlich an einer Steigerung des Profits interessiert. Die Aktionäre wollen ebenfalls eine Investitionsrendite sehen. Diese Konzerne wollen selbstverständlich jedes Jahr mehr Medikamente verkaufen und bisher tun sie das sehr erfolgreich: Das Amt für Statistik im Vereinigten Königreich veröffentlicht Daten über die Anzahl der in England ausgestellten Rezepte. In den Jahren zwischen 2005 und 2015 gab es eine

Zunahme der Verschreibungen um 50 Prozent und in 2014 und 2015 beliefen sie sich auf mehr als eine Milliarde.[1] In den Vereinigten Staaten werden jedes Jahr etwa 330 Milliarden Dollar für pharmazeutische Präparate ausgegeben. Man könnte argumentieren, das sei lediglich ein Zeichen dafür, dass den Patienten neue Medikamente zur Verfügung gestellt werden. In manchen Fällen mag das zutreffen, doch insgesamt ist die Zunahme der Verschreibungen den Marketingmaßnahmen vonseiten der Pharmaindustrie geschuldet und nicht der Tatsache, dass wirklich nutzbringende neue Medikamente auf den Markt kamen.

In seinem von der *Royal Society of Medicine* veröffentlichten Buch *The Trouble with Medical Journals*[2] [zu Deutsch etwa: Das Kreuz mit den medizinischen Zeitschriften; nur in englischer Sprache erhältlich] analysiert Richard Smith die Probleme und aktuellen Trends bei medizinischen Veröffentlichungen und beruft sich dabei auf seine 25-jährige Erfahrung durch seine Arbeit für das *British Medical Journal* (BMJ) sowie als Herausgeber und Vorstandsvorsitzender der BMJ-Verlagsgruppe von 1991 bis 2004, als er wohl zu einem der einflussreichsten Köpfe in der Medizin wurde. Smiths Buch liefert eine faszinierende und äußerst lesenswerte Darstellung der mit der medizinischen Forschung zusammenhängenden Probleme und sei allen empfohlen, die einen Einblick in die Welt der Medizinforschung und ihrer Einflussnahme auf unser tägliches Leben bekommen möchten. Er befasst sich nicht speziell mit dem Thema Cholesterin, doch er erklärt die Erfahrungen, die die Pharmakonzerne mit einer Rentabilitätskrise gemacht haben. Damit diese Unternehmen wachsen und ihre Profite steigern können, müssen sie neuartige Medikamente entwickeln, von denen Patienten tatsächlich einen spürbaren Nutzen haben. Leider kam es aber viel seltener als erhofft zu solchen pharmakologischen Durchbrüchen.[2]

Die Anzahl der in den USA von der zuständigen amerikanischen Behörde (FDA) zugelassenen neuen Medikamente hatte sich verringert[2] und die Pharmakonzerne waren gezwungen, nach anderen Möglichkeiten zum Generieren geschäftlichen Wachstums zu suchen; dazu gehörten vermehrte Marketingbemühungen, um den Absatz vorhandener Medikamente zu steigern, und die „Erfindung" neuer Krankheiten durch die Absenkung der Definitionsschwelle von Bluthochdruck und hohem

Cholesterinspiegel – im Prinzip also dadurch, dass gesunde Menschen zu Patienten erklärt wurden.

Manche Autoren bezeichnen solche Machenschaften als Pathologisierung gesundheitlicher Befindlichkeiten oder, einfacher ausgedrückt, als Erfindung von Krankheiten, das heißt als versteckte und keiner öffentlichen Kontrolle unterliegende Versuche, die öffentliche Wahrnehmung von Gesundheit und Krankheit zu verändern, um die Märkte für neue Medikamente zu erweitern.[3,4] In einem im Fachmagazin *Public Library of Science Medicine* veröffentlichten Artikel[4] beschreibt die auf die Untersuchung der Arzneimittelpolitik spezialisierte australische wissenschaftliche Forscherin Dr. Barbara Mintzes, welche verschiedenen Formen die Pathologisierung gesundheitlicher Zustände durch die Pharmakonzerne annehmen kann:

- Schüren von Angst vor Krankheit bei Gesunden,
- Aufbauschen der Anzahl der von einer Krankheit betroffenen Menschen,
- Fördern einer offensiven medikamentösen Behandlung bei leichten Symptomen,
- Deklarieren neuer gesundheitlicher Beschwerden, die vom *normalen* Erleben und Verhalten schwer zu unterscheiden sind (etwa die Sozialphobie),
- Fördern der Medikamenteneinnahme als bevorzugte Lösung bei Problemen, die vorher nicht als medizinische Probleme angesehen wurden, wie Störverhalten von Kindern im Unterricht oder problembehaftete sexuelle Beziehungen.

Die Pathologisierung gesundheitlicher Befindlichkeiten instrumentalisiert unsere tiefsten Ängste vor Leiden und Tod; diese Instrumentalisierung sowie die Suche nach neuen Krankheiten sind schon für den Aufbau so mancher einträglichen beruflichen Karrieren genutzt worden.[5] Das Augenmerk wird immer mehr auf suggerierte Risikofaktoren einer Krankheit gerichtet als auf die Krankheit selbst. Ein hoher Cholesterinspiegel wurde so zum Synonym für Herzerkrankungen und der Schwerpunkt mancher Studien liegt ausschließlich auf dem Cholesterin; dazu gehörte auch eine Studie in England, die nur darauf ausgerichtet war, wie viele Menschen einen niedrigen HDL-Spiegel hatten (im Vergleich zu der Zahl der Menschen, die Cholesterinsenker nahmen[6]); ebenso eine andere Studie, die den HDL-Spiegel in verschiedenen europäischen Ländern verglich.[7]

Seit man annimmt, dass ein niedriger HDL-Spiegel zum Risiko einer Herzerkrankung beitrage, mögen Untersuchungen wie diese berechtigt erscheinen. Doch insgesamt vermitteln solche Studien den Eindruck, dass das Vorliegen eines *angenommenen Risikofaktors* mit dem Vorliegen der Krankheit selbst gleichzusetzen sei, insbesondere, wenn Forscher aus dieser Art von Daten schließen, dass mehr Menschen Cholesterinsenker oder zusätzliche, speziell gegen den HDL-Spiegel gerichtete Medikamente nehmen müssten – ohne dass die vielen weiteren tatsächlichen Faktoren berücksichtigt werden, die zu einer Herzerkrankung beitragen. Richten wir unseren Blick nur auf *einen* der angenommenen Risikofaktoren, verlieren wir das Hauptziel aus den Augen, und Studien, die gemacht wurden, damit anschließend das HDL mit Medikamenten erhöht werden konnte, haben bisher jedes Mal eine Zunahme der Todesfälle zur Folge gehabt.

Die Ärzte und die Pharmakonzerne

In den letzten Jahren kam es zu einer organisatorischen Umstrukturierung bei den Pharmakonzernen. Sie haben ihre finanziellen Mittel immer mehr in Richtung Marketing und „Schulung" verschoben. In den forschungsorientierten Pharmaunternehmen zum Beispiel sank die Anzahl der in der Forschung und Entwicklung beschäftigten Mitarbeiter, während sie im Marketing aufgestockt wurde.[2] Nahezu alle größeren Pharmafirmen investieren heutzutage mehr in Marketingmaßnahmen als in die Forschung für neue Behandlungsmöglichkeiten.

Der Großteil der Ausgaben für Verkauf und Marketing ist nicht auf die Endverbraucher, sondern auf die medizinische Fachwelt ausgerichtet. Etwa 24 Milliarden Dollar werden jedes Jahr aufgewendet, um Arzneimittel an die Fachleute zu bringen, und geschätzte 99 Prozent von ihnen nutzen die von der Pharmaindustrie zur Verfügung gestellten Informationen in ihrer Arbeit.[5] Hätten diese Vertriebsaktivitäten keinen Einfluss auf die Anzahl der Verschreibungen (und damit auf die Profite), würden die Pharmakonzerne das nicht machen.

Natürlich sollten sie Ärzten ihre Produkte anbieten dürfen, das ist ein notwendiger Schritt im Prozess der Gesundheitspflege. Verbindungen zwischen Ärzten und Pharmakonzernen können jedoch anrüchig werden und die Verschreibungspraxis in fragwürdiger Weise beeinflussen. Das gilt insbesondere dann, wenn Ärzte in einflussreicher Position, die die Behandlungsrichtlinien bestimmen, von der Pharmaindustrie Zuwendungen erhalten. Ein Beispiel: Vor 2004 galt ein Cholesterinspiegel über 250 mg/dl (6,5 mmol/l) als hoch, doch in diesem Jahr wurden in den USA die Richtwerte geändert und es wurde ein Cholesterinspiegel von 200 mg/dl (5,0 mmol/l) als hoch definiert; dadurch kamen Millionen Menschen von heute auf morgen für die Einnahme von Cholesterinsenkern infrage. Acht von neun Fachleuten, die sich für diese neue Festlegung entschieden, hatten Verbindungen zu den Pharmafirmen, die die Statine herstellten.[8]

Die Richtwerte für Cholesterin wurden 2013 noch einmal geändert; es wurde beschlossen, dass den Menschen aufgrund ihres Gesamtrisikos und nicht aufgrund ihres Cholesterinspiegels ein Statin verordnet werden sollte, und die Schwelle für das Gesamtrisiko wurde gesenkt. Bis dahin wurde jemand als „Kandidat" für die Einnahme von Statinen erachtet, wenn er ein geschätztes Gesamtrisiko von 20 Prozent oder mehr hatte, innerhalb der folgenden 10 Jahre ein kardiovaskuläres Problem zu entwickeln; doch 2013 wurde der Schwellenwert für das Gesamtrisiko auf 7,5 Prozent abgesenkt. Es wurde ein neuer Risikorechner eingeführt, der erhebliche Kontroversen auslöste, weil schnell offenkundig wurde, dass er die Einnahme von Statinen für Millionen von Menschen empfahl, die sie ganz eindeutig nicht brauchten. Viele Ärzte weigerten sich, den neuen Rechner einzusetzen. Die Hälfte der Mitglieder des Gremiums, das über den neuen Risikorechner entschied (darunter der Vorsitzende und einer von zwei Kovorsitzenden), hatte Verbindungen zu den Statin-Herstellerfirmen.

Laut einer in den USA durchgeführten Untersuchung haben 94 Prozent der Ärzte in irgendeiner Form eine Verbindung zur Pharmaindustrie[9], und zwar so:

- 83 Prozent werden am Arbeitsplatz von einem Pharmaunternehmen mit Essen und Getränken versorgt.
- 78 Prozent erhalten Medikamentenmuster von einem Pharmavertreter.
- 35 Prozent werden von einer Pharmafirma für Aufwendungen im Zusammenhang mit Fachtagungen entschädigt.

Andere Zahlungen erfolgen für Berater- oder Referententätigkeit, für Dienstleistungen in einem Fachbeirat und die Rekrutierung von Patienten für klinische Studien.[9,10] Manche Ärzte behaupten, dass diese Verbindungen zur Industrie keinen Einfluss auf die Medikamentenverschreibung hätten; es wird jedoch allgemein angenommen, dass mit einem Geschenk grundsätzlich eine soziale Verpflichtung einhergehe. Die betreffenden Empfänger haben oft das Gefühl, dass sie in einem solchen Fall eine Gegenleistung erbringen müssten, selbst wenn das Geschenk nicht gewünscht war oder ungefragt gemacht wurde.

Ebenso ist die Wahrscheinlichkeit geringer, dass ein Arzt, der bei einem Seminar oder auf einer Konferenz von einem Pharmaunternehmen exzellent bewirtet wurde, gegenüber den Produkten des Unternehmens offen kritisch ist. Ärzte sind schließlich auch nur Menschen. Interessanterweise ergab eine Umfrage unter Medizinstudenten, dass 86 Prozent es für unangemessen hielten, dass ein Politiker ein Geschenk erhält, aber nur 46 Prozent der Meinung waren, es sei unangemessen, selbst ein Geschenk von ähnlichem Wert von einer Pharmafirma zu bekommen.[11] Verbindungen zwischen Ärzten und Pharmaindustrie könnten theoretisch nützlich sein; in den meisten Studien wurden jedoch negative Auswirkungen gefunden, zum Beispiel:

- Ärzte waren nicht in der Lage, falsche Behauptungen der Pharmafirmen festzustellen;
- Ärzte forderten neue, teurere Medikamente, die keinen nachweislichen Nutzen gegenüber den bereits vorhandenen hatten;
- vermehrte Verschreibungen;
- unvernünftige Verschreibungspraxis.[10]

Voreingenommenheit beim Veröffentlichen von Ergebnissen

Klinische Medikamentenstudien werden fast immer von den Pharmaunternehmen selbst durchgeführt. Verschiedene Studien haben ergeben, dass die Ergebnisse das eigene Medikament, dessen Erforschung das Unternehmen bezahlt, mit wesentlich größerer Wahrscheinlichkeit in einem günstigen Licht erscheinen lassen; das dürfte ja nicht sonderlich überraschen.[12] Außerdem ist die Veröffentlichung klinischer Studien mit *positiven* Ergebnissen wahrscheinlicher[13] und Pharmafirmen haben versucht, die Veröffentlichung von Studien mit ungünstigen Ergebnissen zu verhindern.[11]

Nimmt man zum Beispiel die ENHANCE-Studie, die zwei Jahre lang lief, um die Wirkungen eines Medikaments mit Namen *Ezetimib* zusammen mit einem Statin zur Erzielung einer stärkeren Senkung des Cholesterins zu testen. [*Ezetimib* ist in Deutschland, Österreich und der Schweiz als Monopräparat unter dem Namen *Ezetrol*, als Kombipräparat mit *Simvastatin* in den genannten Ländern unter dem Namen *Inegy* und ohne spezifische Länderangabe auch als *Goltor* sowie als Kombipräparat mit *Atorvastatin* ohne spezifische Länderangabe unter den Namen *Atozet* und *Tioblis* im Handel; Anm. d. Übers.] Die Probanden wurden in zwei Gruppen unterteilt; die eine bekam *Ezetrol* und das Statin, die andere nur das Statin. In der Gruppe, die beides bekam, sank der LDL-Spiegel erheblich mehr.[14] Gemäß der Cholesterinhypothese hätte dieser Umstand dazu führen sollen, dass sich sehr viel weniger arterielle Plaques bilden. Die Forscher stellten jedoch fest, dass genau das Gegenteil der Fall war. Anstatt einen zusätzlichen Nutzen zu bieten, führte die Zugabe von *Ezetrol* in Wirklichkeit zu einem leichten Anstieg der Plaquebildung in den wichtigsten Arterien, die das Gehirn mit Blut und Sauerstoff versorgen.[15]

Die Ergebnisse der ENHANCE-Studie werfen weitere Fragen hinsichtlich eines Zusammenhangs zwischen dem Cholesterinspiegel und der Plaquebildung in den Arterien auf. Doch diese Thematik wird überschattet durch den Versuch der Pharmakonzerne, die hinter der Studie standen, der Öffentlichkeit diese Ergebnisse so lange wie möglich vorzuenthalten. Die

ENHANCE-Studie endete im April 2006, doch die Ezetrol-Hersteller (Merck und Schering-Plough) gaben die Ergebnisse erst im Januar 2008 bekannt. Und selbst da wurden sie erst auf Druck des Kongresses der Vereinigten Staaten veröffentlicht[14] und erschienen nach Artikeln, die die Verzögerung hinterfragten, allmählich in den Nachrichtenmedien.[14,16]

Die Konzerne machten die Komplexität des Datenmaterials für die Verzögerung verantwortlich. Ein Pressesprecher von Schering-Plough sagte, sie habe nichts mit den negativen Forschungsergebnissen zu tun – diese seien erst zwei Wochen vor der Veröffentlichung bekannt geworden. Man ließ jedoch die Fristen für die Bekanntgabe mehrmals verstreichen, während Millionen von Menschen das Medikament in der Zwischenzeit weiter einnahmen und keine Ahnung von den negativen Studienergebnissen hatten.[14] Im Jahr 2007 betrug der weltweite Umsatz 5 Milliarden US-Dollar.[17] Allein in England wurde das Medikament in den beiden Jahren vor der Veröffentlichung der Ergebnisse mehr als zwei Millionen Mal verschrieben; dies belastete das staatliche Gesundheitssystem mit 74 Millionen Pfund[17] [nach heutigem Wechselkurs mehr als 80 Millionen Euro; Anm. d. Übers.] und richtete einen nicht bezifferbaren medizinischen Schaden an.

Als wäre das nicht schon genug, gab es auch noch Probleme mit der Registrierung der ENHANCE-Studie. Klinische Studien werden offiziell registriert; das soll verhindern, dass Forscher während der laufenden Studie ihre Zielvorgabe ändern, weil dadurch unerwünschte Ergebnisse vertuscht werden könnten. Bemerkenswerterweise wurde die ENHANCE-Studie erst 18 Monate nach Beendigung registriert und laut einem Artikels im *Guardian* wurde ihre Zielvorgabe im Register geändert.[18]

Nachfolgende Studien über *Ezetrol* zeigen, dass die Einnahme dieses Medikaments zusammen mit einem Statin das Krebsrisiko erhöht.[19] Prüfer taten das als Zufallsbefund ab[20], doch entscheidende Fragen bleiben.[21] Nach wie vor wird erwartet, dass Patienten dieses Medikament [*Ezetrol, Inegy*, weitere Handelsnamen s. Anm. oben] weiterhin einnehmen in dem Glauben, dass es wirksam sei, und sie setzen sich dabei potenziell schwerwiegenden Nebenwirkungen aus.

Die ENHANCE-Studie ist nur *ein* Beispiel für die Probleme, die entstehen können, wenn der Fokus eher auf unterstellte Risikofaktoren als auf die Krankheit selbst gerichtet wird. Für die Zulassung von Herzmedikamenten durch die amerikanische FDA sind zum Beispiel Nutzeffekte im Sinne der Verringerung des Herzerkrankungsrisikos nicht nötig – sie müssen lediglich zeigen, dass sie das „schlechte“ Cholesterin (LDL) senken können.[22] Für Patienten ist das gefährlich und riskant und dieser Ansatz lenkt Forscher davon ab, die wahre Krankheitsursache zu finden. In der ENHANCE-Studie wurde der angenommene Risikofaktor (in diesem Fall das Cholesterin) erheblich weiter gesenkt, doch daraus ergab sich kein zusätzlicher Nutzen für die Patienten.

Eine Verzögerung bei der Veröffentlichung der Ergebnisse einer Studie oder der Versuch, sie ganz unter Verschluss zu halten, führt zu einer (statistisch) verzerrten Darstellung der Datenlage. In einem im *New England Journal of Medicine* veröffentlichten Artikel, der sich mit dem Ausmaß von verzerrten Darstellungen bei Studien über Antidepressiva befasste, wurde festgestellt, dass 31 Prozent der Studien nicht veröffentlicht worden waren und dass von diesen fast alle negative Ergebnisse im Zusammenhang mit dem getesteten Medikament erbrachten. Betrachtete man nur die *veröffentlichten* Studien, kam es bei 94 Prozent von ihnen zu *positiven* Ergebnissen für das Medikament; zählte man jedoch die Daten der *nicht veröffentlichten* dazu, waren nur 51 Prozent positiv.[23]

Im Februar 2008 nahmen Professor Irving Kirsch und Kollegen eine ausführliche Analyse aller bei der amerikanischen FDA eingereichten Daten von klinischen Studien über Antidepressiva vor[24,25], sowohl der veröffentlichten als auch der nicht veröffentlichten. Fazit war, dass Antidepressiva nicht wirksamer waren als ein Placebo. Dieses Beispiel veranschaulicht, wie die Wirksamkeit von Medikamenten aufgebauscht werden kann, wenn kein Datenmaterial dazu veröffentlicht wird.

Die Rolle der Medien

Da viele Menschen nicht regelmäßig zum Arzt gehen und die Termine oft sehr knapp gehalten sind, stellen die Medien für einen großen Teil der Bevölkerung die wichtigste Informationsquelle über gesundheitliche Themen dar. Darüber zu berichten ist nicht einfach. Die Artikel müssen sowohl korrekt als auch verlässlich sein; die Journalisten müssen über Kenntnisse der Terminologie, der Physiologie, der Epidemiologie, des Studiendesigns und der statistischen Analyse verfügen, um bei Themen aus dem Gesundheitsbereich den Zusammenhang für die Zuschauer, Hörer oder Leser verständlich zu machen.[25] Leider gibt es nur wenige Journalisten, die diesem Standard entsprechen. In fast allen Fällen sind an der Berichterstattung über die Ergebnisse klinischer Studien Journalisten beteiligt, die einfach nur die Pressemitteilungen „nachbeten", die von den mit der Studie befassten Pharmaunternehmen herausgegeben werden.

Im Jahre 2012 veröffentlichte die *British Heart Foundation* einen detaillierten Bericht über die große statistische Bandbreite von Herzkrankheiten.[26] Einer der Glanzpunkte war der Rückgang der Todesfälle durch Herzerkrankungen, der zwischen 2002 und 2010 im Vereinigten Königreich beobachtet wurde. Die Boulevardzeitung *Daily Mail* berichtete: „Die Forschung sagt: Das Wundermittel Cholesterinsenker reduziert die Todesfälle durch Herzinfarkt um die Hälfte." Der *Express*, ebenfalls eine Boulevardzeitung, schrieb: „Sichere Cholesterinsenker bewahren Millionen vor dem Herzinfarkt". Und die Tageszeitung *Telegraph* schrieb: „Behandlung zahlt sich aus: Todesfälle durch Herzinfarkt halbiert." Die Leser der britischen Presse sollten also wohl ohne jeden Zweifel annehmen, dass Statine eine wunderbare Sache seien.

Die Berichte der *British Heart Foundation*, auf denen diese Zeitungsartikel beruhten, erwähnten die Cholesterinsenker jedoch gar nicht und sie trugen auch nicht messbar zum Rückgang der Todesfälle durch Herzkrankheiten bei. Man kann nur vermuten, dass eine sorgfältige Formulierung in der mit der Veröffentlichung des Berichts einhergehenden Pressemitteilung die britischen Medien glauben machen sollte, die Cholesterinsenker hätten beim Rückgang der Todesfälle durch Herzkrankheiten eine Rolle gespielt. Die Sterblichkeitsrate bei Herzkrankheiten sinkt im Vereinigten Königreich zwar schon seit den 1970er-Jahren, doch das liegt daran, dass weniger Menschen rauchen und die Behandlungen in den Krankenhäusern besser geworden sind.

Noch schlimmer als dieser unreflektierte Journalismus war die mangelnde Bereitschaft der Medienunternehmen, den Fehler zu korrigieren.

Ich fragte bei jeder der Zeitungen wegen ihres jeweiligen Artikels nach. Der *Telegraph* reagierte überhaupt nicht. Giles Sheldrick, der Autor des Artikels für den *Express*, antwortete: „Ich kann Ihnen versichern, dass ich vor der Veröffentlichung des Artikels mit mehreren medizinischen Fachleuten gesprochen habe." Die *Daily Mail* gestand indessen einen Fehler ein, nahm den Artikel aber *ohne* Korrektur oder Erklärung für ihre neun Millionen Leser von ihrer Website. Das ist nur eine der vielen Möglichkeiten, die Öffentlichkeit über den Nutzen von Cholesterinsenkern und anderen Medikamenten falsch zu informieren. Journalisten können leicht zum Sprachrohr von Interessengruppen werden.

Medizinische Fachzeitschriften: mächtig, aber problematisch

In der breiten Öffentlichkeit stehen medizinische Fachzeitschriften in dem Ruf, langweilig und undurchsichtig zu sein; ihr Inhalt beeinflusst jedoch das Leben von Millionen. Sie haben nicht nur Einfluss auf alle klinischen Entscheidungen von Ärzten für einzelne Patienten, sondern auch direkt auf die öffentliche Gesundheitspolitik. Es gibt eine Reihe von schwerwiegenden Problemen im Zusammenhang damit, wie Pharmakonzerne diese Fachorgane beeinflussen.

Diese Unternehmen bedienen sich da einer Reihe von Einflussmöglichkeiten; die offensichtlichste davon ist die Werbung. Ein hoher Prozentsatz von Ärzten erhält Zeitschriften wie das *British Medical Journal*, das *New England Journal of Medicine* und das *Journal of the American Medical Association* kostenlos, und zwar aufgrund der finanziellen Zuwendungen, die diese Blätter von der Pharmaindustrie für das Schalten von Werbeanzeigen bekommen. Die Herausgeber leben in ständiger Sorge, dass diese Firmen ihre Werbung zurückfahren könnten, und argumentieren damit, dass sich Werbeanzeigen für die Pharmaindustrie besser auszahlten, als das durch die Beschäftigung von mehr Außendienstmitarbeitern der Fall wäre.[2]

Ein weiteres Problem ist die Autorentätigkeit. Elizabeth Wager drückte es folgendermaßen aus: Es gibt vier Arten von Lügen: einfache

Lügen, große Lügen, Statistiken und die Urheberschaft von wissenschaftlichen Arbeiten.[27] Die Auflistung der Autoren am Anfang einer medizinischen Forschungsarbeit entspricht möglicherweise nicht den wirklichen Urhebern. In Wissenschaftskreisen spricht man dann von Phantomautoren. Das sind Menschen, die zur Forschungsstudie beigetragen haben oder an der Abfassung der wissenschaftlichen Arbeit beteiligt waren, deren Namen aber in der Autorenliste nicht auftauchen.

Damit ist eine Reihe von Konsequenzen verbunden. Zu den Hauptproblemen gehört, dass der Phantomautor bei einem Pharmaunternehmen beschäftigt ist und für einen verheimlichten Interessenkonflikt steht. Bei einer Untersuchung wurde festgestellt, dass an 75 Prozent der erfassten Studien Phantomautoren beteiligt waren.[28] In diesem Fall waren es bei den Pharmaunternehmen beschäftigte Statistiker, die die Studie unterstützten. Das ist ein wichtiger Punkt, denn klinische Studien sind oft komplex und generieren umfangreiche Datensätze; der Statistikbericht ist ein elementarer Teil der Forschung und hat einen wesentlichen Einfluss auf das, was in der resümierenden Veröffentlichung der Studie steht. Wird der Statistiker nicht angegeben und damit seine Beteiligung verheimlicht, so wird der Leser über die Rolle des unterstützenden Unternehmens getäuscht.

Probleme gibt es auch bei der *Begutachtung* veröffentlichter wissenschaftlicher Arbeiten. Richard Smith erklärt sie detailliert in seinem bereits erwähnten Buch *The Trouble with Medical Journals*: „Die Begutachtung ist das Herzstück aller Wissenschaft. Das ist die Methode, über die Zuwendungen verteilt, Arbeiten veröffentlicht, Wissenschaftler gefördert und Nobelpreise verliehen werden. Doch sie ist schwer zu definieren ... und ihre Fehler sind leichter zu identifizieren als ihre Qualitätsmerkmale.“[2]

Die Begutachtung könnte ungefähr so beschrieben werden, dass ein Dritter damit beauftragt wird, die Richtigkeit einer wissenschaftlichen Arbeit zu bestätigen oder zur Entscheidung über eine Veröffentlichung beizutragen. Idealerweise sollte der Dritte in keiner Verbindung zu dieser Forschung stehen und keine konkurrierenden Interessen haben, aber dennoch in der Lage sein, die Methodik und die Ergebnisse fachlich zu beurteilen. Richard Smith erklärt, die Begutachtung scheine manchmal einfach nur darin zu bestehen, dass jemand sage: „In meinen Augen ist die Arbeit in Ordnung“[2], und Beispiele für die umfassende, detaillierte Überprüfung einer wissenschaftlichen Arbeit seien kaum zu finden. Diese Probleme mit Interessenkonflikten und ein Mangel an kritischer Rezension wirken sich unmittelbar auf die Qualität von Veröffentlichungen aus und können bedeuten, dass wichtige Informationen nicht veröffentlicht werden, wenn sie den Überzeugungen des Gutachters widersprechen.

Kapitel 4

Das Problem mit den Cholesterinsenkern

Die Statine, die Cholesterinsenker, so wird uns erzählt, böten enorme Vorteile für die Herzinfarktprävention, hätten kaum Nebenwirkungen und jeder solle sie nehmen. In Wirklichkeit ist dieser Nutzen übertrieben dargestellt worden, die erheblichen Nebenwirkungen hat man heruntergespielt und es gibt nur sehr wenige Menschen, für die sie geeignet sind. Dieses Kapitel beginnt mit einer Zusammenfassung der Daten aus den klinischen Studien, danach folgt die Besprechung der Schädigungen, die nachweislich durch Statine verursacht werden.

Klinische Studien

Statine senken das Cholesterin zwar tatsächlich, doch wir haben gesehen, inwiefern das für den Körper nicht immer von Vorteil ist. Daher sollte man ihre Wirksamkeit mehr danach beurteilen, wie sehr sie das Herzinfarktrisiko senken und die Lebenserwartung erhöhen, als danach, wie sie sich auf den Cholesterinspiegel auswirken. Leider übt der cholesterinsenkende Effekt der Statine auf manche Gesundheitsbehörden bisweilen eine geradezu hypnotische Wirkung aus und es wird dabei völlig außer Acht gelassen, dass in vielen klinischen Studien keinerlei Nettovorteil durch ihren Einsatz nachgewiesen worden ist. Die Vorteile von Statinen werden also regelmäßig aufgebauscht und sie werden als Wundermittel oder „Pille des Lebens" dargestellt.[1] Wie wir sehen werden, sind die Kurzbeschreibungen in klinischen Prüfberichten manchmal so abgefasst, dass sie einen viel größeren Gesamtnutzen unterstellen, als tatsächlich erzielt wird.

Die AFCAPS/TexCAPS-Studie

Die *Airforce/Texas Coronary Atherosclerosis Prevention Study* [eine Primärpräventionsstudie – vgl. https://www.deutsche-apotheker-zeitung.de/daz-az/1998/daz-3-1998/uid-2561 – über die Koronaratherosklerose, die „Verkalkung" der Herzkranzarterien; Anm. d. Übers.] umfasste 5608 Männer und 997 Frauen mit einem durchschnittlichen Cholesterinspiegel und ohne Anzeichen einer Herz-Kreislauf-Erkrankung.[2] Ziel war es, zu testen, ob ein cholesterinsenkendes Statin die Anzahl koronarer Erstereignisse (zum Beispiel des ersten Herzinfarkts eines Menschen) senken konnte. Forscher bezeichnen das als Primärprävention. Diese Studie ist von Interesse, denn bei den Studienteilnehmern handelte es sich um Menschen, die weitgehend dem sogenannten Durchschnittsamerikaner entsprachen, dem gemäß den aktuellen Richtwerten ein Statin verschrieben wird.

Nach fünf Jahren gab es in der Gruppe der Probanden, die das Statin bekamen, tatsächlich weniger Herzinfarkte. In Prozentzahlen ausgedrückt hatten 3,3 Prozent aus der Statingruppe einen Herzinfarkt – gegenüber 5,6 Prozent aus der Placebogruppe (ein Unterschied von 2,3 Prozent).

Von größerer Bedeutung ist jedoch, ob das Statin in einigen Fällen lebensrettend war oder besser: ob es die Lebenserwartung erhöhte. Im zusammenfassenden Studienbericht erklärten die Autoren: „Es gab bezüglich der Sicherheitsparameter keine klinisch relevanten Unterschiede zwischen den Behandlungsgruppen." Leider versäumten es die Autoren zu erwähnen, dass insgesamt in der Statingruppe ein paar mehr Menschen starben (80) als in der Placebogruppe (77).

Die höhere Zahl der Todesfälle in der Statingruppe kann damit erklärt werden, dass mehr Menschen an nicht kardiovaskulär bedingten Ursachen starben; das heißt, obwohl die Statineinnahme das LDL-„Cholesterin" deutlich senkte und mit weniger kardiovaskulär bedingten

Todesfällen einherging, starben mehr Menschen aufgrund anderer, nicht kardiovaskulär bedingter Ursachen, nämlich 63 in der Statingruppe, 52 dagegen in der Placebogruppe. Das hielt die Autoren jedoch nicht davon ab festzustellen, dass die Studie die Vorzüge der Senkung von LDL-„Cholesterin" bestätige.

Die ASCOT-LLA-Studie

Die *Anglo-Scandinavian Cardiac Outcomes-Lipid-Lowering Arm Study* ist eine weitere Primärpräventionsstudie, die die cholesterinsenkenden Wirkungen mit einem Statin testen sollte. Sie umfasste 10 305 (meist männliche) Probanden zwischen 40 und 79 Jahren mit Bluthochdruck oder anderen kardiovaskulären Risikofaktoren, aber einem durchschnittlichen Cholesterinspiegel.[3] Wie bei der AFCAPS/TexCAPS-Studie, waren diese Studienteilnehmer ebenfalls solche, denen aufgrund der aktuellen Richtwerte ein Statin hätte verschrieben werden können. Das Gesamtcholesterin lag hier im Durchschnitt knapp unter 220 mg/dl (5,5 mmol/l), das LDL-„Cholesterin" durchschnittlich bei 130 mg/dl (3,4 mmol/l.

Forscher verwenden oft den Begriff „primäre Endpunkte", um die erstrangigen Ziele zu beschreiben, die in einer Studie gewichtet werden. Die primären Endpunkte der ASCOT-LLA-Studie waren Herzinfarkt oder Tod durch eine Herzkrankheit. In der Gruppe, deren Probanden das Statin bekamen, hatten 1,9 Prozent einen Herzinfarkt oder starben an einer Herzkrankheit, in der Placebogruppe waren es dagegen 3 Prozent; das Statin senkte das Risiko um etwas mehr als 1 Prozent. Leider stellten die Autoren des Berichts die Ergebnisse als eine 36-prozentige Senkung der primären Endpunkte dar. Sie berechneten die 1,1 Prozent Risikosenkung zwischen der Statin- und der Placebogruppe als 36 Prozent von 3 Prozent. Mit anderen Worten, sie verwendeten einen relativen Prozentsatz anstatt eines absoluten. Das ist eine Datenmanipulation, die nur dazu dient, das Medikament besser dastehen zu lassen.

Wenn jemand erfährt, dass ein Statin sein Risiko um mehr als ein Drittel senkt, dann ist er wahrscheinlich eher gewillt, es einzunehmen; sagt man ihm jedoch, dass das effektiv eine Senkung von einem 3-prozentigen auf ein 1,9-prozentiges Risiko bedeutet, könnte er es sich noch einmal überlegen. Bemerkenswert ist: Obwohl die Studie für eine Dauer von fünf Jahren geplant war, waren die Forscher mit diesen Ergebnissen so zufrieden, dass sie beschlossen, sie nach dreieinviertel Jahren zu beenden. Sie glaubten, dass sie den Nachweis für den Nutzen des Statins hinreichend erbracht hätten. Und wenn wir uns die Anzahl der Todesfälle aufgrund anderer Ursachen ansehen, stellen wir fest, dass es keinen statistisch bedeutsamen Rückgang gab.

Die CTT-Studie

Forscher der *Cholesterol Treatment Trialists' Collaboration* [zu Deutsch etwa: Studienkooperation zur Behandlung von Cholesterin] schlossen 2005 eine Gesamtanalyse von 14 klinischen Statinstudien ab, die insgesamt 90 056 Probanden mit einer großen Bandbreite von Risikofaktoren umfassten. Manche von ihnen hatten aktuell eine Herzkrankheit, andere kardiovaskuläre Erkrankungen oder Diabetes, manche waren dagegen von keinem dieser Leiden betroffen.[4] Ziel der Analyse war es zu untersuchen, wie sich eine LDL-„Cholesterin"-Senkung um 40 mg/dl (1 mmol/l) auf die Studienergebnisse auswirkte. Dabei sollte man beachten, dass eine Senkung von LDL um 40 mg/dl (1 mmol/l) beträchtlich ist, da normalerweise ohnehin ein niedriger Spiegel vorliegt.

Die Ergebnisse zeigten eine Senkung des Sterberisikos aufgrund einer Herzkrankheit von 4,4 Prozent auf 3,4 Prozent. Wenn wir uns die Daten der Todesfälle aufgrund anderer Ursachen ansehen, lag die Gesamtsterberate in der Statingruppe bei 8,5 Prozent – im Vergleich zu 9,7 Prozent in der Placebogruppe.

Dieselbe Forschergruppe veröffentlichte 2008 in der Fachzeitschrift *The Lancet* eine weitere Studie. Sie verwendeten die Daten aus der vorherigen, 2005 abgeschlossenen Analyse, sahen sich diesmal jedoch insbesondere die Probanden mit Diabetes an.[5] Sie kamen zu dem Ergebnis, dass Diabetiker weniger profitierten als Menschen, die keinen Diabetes hatten. Durch das Statin konnte bei den Diabetikern die Anzahl der Todesfälle aufgrund anderer Ursachen von 11,9 Prozent in der Placebogruppe auf 11,0 Prozent in der Statingruppe gesenkt werden.

Die MRC/BHF-Herzschutzstudie

Die *Medical Research Council / British Heart Foundation Study* [zu Deutsch etwa: Studie des Rates für medizinische Forschung und der britischen Herzstiftung] umfasste 20 536 Hochrisikopatienten, die bereits an einer Herzkrankheit, einer kardiovaskulären Erkrankung oder an Diabetes litten.[6] Bei genau dieser Hochrisikogruppe wurde die Rate der Todesfälle aufgrund der Herzkrankheit durch die Einnahme des Statins von 6,9 auf 5,7 Prozent gesenkt (also um 1,2 Prozent). Hier verringerte das Statin auch die Anzahl der Todesfälle aufgrund anderer Ursachen um 1,8 Prozent (von 14,7 Prozent in der Placebogruppe auf 12,9 Prozent in der Statingruppe).

Die 4S-Studie

Die *Scandinavian Simvastatin Survival Study* [Skandinavische Simvastatin-Überlebensstudie], auch unter dem Namen 4S-Studie bekannt, wurde 1994 abgeschlossen. In dieser Studie erbrachte der Einsatz von Cholesterinsenkern die besten Ergebnisse von allen bislang abgeschlossenen Studien. Seit 1994 werden zahlreiche Studien durchgeführt, die Milliarden von Dollar kosten, doch keine hat bisher ebenso gute Ergebnisse erzielt.

Die 4S-Studie umfasste 4 444 Patienten, die bereits eine Herzerkrankung hatten (viele davon auch schon einen Herzinfarkt). Bei Beendigung der Studie waren 8 Prozent der Patienten in der Statingruppe verstorben, gegenüber 12 Prozent in der Placebogruppe. Anders ausgedrückt: Während der sechsjährigen Laufzeit der Studie lag die Überlebenswahrscheinlichkeit der Patienten in der Statingruppe bei 91,3 Prozent, bei denjenigen in der Placebogruppe bei 87,6 Prozent.[7]

Die 4S-Studie wird oft zugunsten der Statine zitiert, doch dabei wird kaum erwähnt, dass es bei keiner anderen Studie zu den gleichen Ergebnissen kam. Es wird auch oft vergessen, dass an dieser Studie nur Patienten teilgenommen hatten, deren Risiko als extrem hoch eingestuft worden war. Es ist nicht davon auszugehen, dass sich die Ergebnisse dieser Probandengruppe auf diejenigen der breiten Bevölkerung übertragen lassen, bei der das Ziel die Verhinderung des ersten Herzinfarkts (Primärprävention) ist. Im Allgemeinen ist der Nutzen der Statine bei der Primärprävention geringer als bei der Sekundärprävention. [Als sekundäre Prävention bezeichnet man (laut DocCheckFlexikon) die Gesamtheit aller Maßnahmen, die der Früherkennung und damit der Möglichkeit einer rechtzeitigen Behandlung von Erkrankungen dienen; Zielgruppe sind Menschen, bei denen Risikofaktoren vorliegen, aber bisher keine Erkrankung; Anm. d. Übers.]

Die TNT-Studie

Die Forscher der *Treating to New Targets Study* [deutsch etwa: Studie, die neue Behandlungsziele setzt] wollten feststellen, ob eine Erhöhung der Statindosierung einen zusätzlichen Nutzen erbrachte.[8] In der Studie wurden 5 584 Patienten analysiert, die bereits eine Herzkrankheit und das metabolische Syndrom hatten. [Das metabolische Syndrom wird als Vorstufe des Diabetes vom Typ 2 betrachtet und ist durch vier Faktoren gekennzeichnet: zu viel Bauchfett, Bluthochdruck, Insulinresistenz, das heißt: gestörte Glukosetoleranz, sowie eine Fettstoffwechselstörung; Anm. d. Übers.] 60 Prozent der Probanden hatten bereits einen Herzinfarkt hinter sich und mehr als 80 Prozent litten an einer *Angina pectoris* [Schmerzen im Brustraum aufgrund ungenügender Sauerstoffversorgung des Herzmuskels]. Eine Probandengruppe bekam 10 mg eines Statins, die andere 80 mg. Nach etwa fünf Jahren traten bei 13 Prozent der Probanden in der 10-mg-Gruppe und bei 9,5 Prozent in der 80-mg-Gruppe größere kardiovaskuläre Probleme auf – ein Unterschied von 3,5 Prozent. Wieder entschieden sich die Autoren dafür, dies als relative Risikosenkung von 26 Prozent darzustellen (3,5 Prozent sind in etwa 26 Prozent von 13 Prozent) – das führt sowohl Patienten als auch Ärzte in die Irre, da die Vorteile aufgebauscht werden.

In der Zusammenfassung war den Autoren sehr daran gelegen festzustellen, dass die Erhöhung der Statindosis einen „zusätzlichen Nutzen“ erbracht habe. Sie behaupteten auch, die Studie habe den Nachweis geliefert, dass Statine bei Menschen mit einer Herzkrankheit und dem metabolischen Syndrom das LDL-„Cholesterin“ stärker senkten. Sie verschwiegen jedoch, dass selbst in dieser Gruppe mit einem sehr hohen Risiko eine Erhöhung der Statindosis auf 80 mg in Hinblick auf die Gesamtzahl der Todesfälle nicht sehr ins Gewicht fiel, da in dieser Gruppe 6,2 Prozent der Probanden aufgrund anderer Ursachen starben; im Vergleich dazu waren es 6,3 Prozent der Probanden in der 10-mg-Gruppe. Die erhöhte Statindosis senkte zwar den LDL-Spiegel deutlich stärker als die niedrigere Dosierung; dennoch ging sie auch mit mehr Todesfällen aufgrund nicht kardiovaskulärer Ursachen einher. Die Senkung des kardiovaskulären Risikos wurde fast vollständig durch die Steigerung des Sterberisikos aufgrund anderer Ursachen aufgehoben. Diese Studie lässt erkennen, dass eine stärkere Senkung von LDL die Lebenserwartung selbst bei Menschen, die bereits ein sehr hohes Risiko haben, nicht wesentlich erhöht.

Die WOSCOPS-Studie

Die *West of Scotland Coronary Prevention Study*, eine Studie zur Prävention koronarer Herzkrankheiten, umfasste 6 595 Männer mit hohem Cholesterinspiegel aus den westlichen Gegenden Schottlands.[9] Das Gesamtcholesterin dieser Probanden lag im Durchschnitt bei 270 mg/dl (7,0 mmol/l). Die WOSCOPS-Studie ist gerne zur Rechtfertigung der Anwendung von Statinen bei einem breiten Spektrum der Allgemeinbevölkerung herangezogen worden. Die Verfechter der Cholesterinhypothese erweckten den Eindruck, dass durch einen überdurchschnittlich hohen Cholesterinspiegel das Sterberisiko aufgrund einer Herzkrankheit drastisch gesteigert werde. Während dieser fünfjährigen Studie starben jedoch 1,7 Prozent der Männer, die das Placebo bekamen, an einer Herzkrankheit – im Vergleich dazu waren es 1,2 Prozent bei der Gruppe, die das Statin nahmen. Bemerkenswert ist auch, dass die Einnahme des Statins die Chancen des Probanden, nach fünf Jahren nach am Leben zu sein, lediglich von 96 auf 97 Prozent erhöhte.[10,11]

Eine interessante Besonderheit der WOSCOPS-Studie war, dass 80 Prozent der Probanden Raucher oder ehemalige Raucher waren. Es ist hinlänglich bekannt, dass Rauchen das Risiko von Herzerkrankungen drastisch erhöht. Tatsächlich ist die Sterblichkeitsrate durch Herzkrankheiten bei starken Rauchern um 80 Prozent höher als bei Nichtrauchern.[12] Wir wissen auch, dass Rauchen Entzündungen verursacht und dass es, nachdem man mit dem Rauchen aufgehört hat, fünf Jahre dauern kann, bis diese Entzündungen auf ein normales Maß zurückgehen.[13] Eine Herzerkrankung ist ein Entzündungszustand und Statine sind entzündungshemmend. Daher könnten alle positiven Ergebnisse, die in dieser Studie erzielt wurden, der Wirkung des Statins auf die Entzündung geschuldet sein; sie haben also möglicherweise gar nichts mit Cholesterin zu tun. Ein weiterer Beleg für diesen Umstand ist die Tatsache, dass diejenigen Männer, deren Gesamtcholesterinspiegel im oberen Bereich lag, weniger profitierten als diejenigen mit einem Cholesterinspiegel im unteren Bereich. Das galt auch für das LDL.

Die WOSCOPS-Nachkontrolle

Zehn Jahre nach Abschluss der ursprünglichen WOSCOPS-Studie führten die Forscher bei den Probanden eine Nachkontrolle durch, die im *New England Journal of Medicine*, einer der renommiertesten medizinischen Fachzeitschriften der Welt, veröffentlicht wurde.[14] Bei dieser Folgestudie gab es jedoch eine Reihe gravierender Probleme.

Nach der WOSCOPS-Studie begannen einige der Probanden aus der Placebogruppe mit der Einnahme eines Statins, während manche aus der Statingruppe damit aufhörten. Die Forscher ließen außer Acht, dass die Probanden in der Folgestudie eine *Mischung* aus den ursprünglichen Gruppen waren; dadurch wurden die nach zehn Jahren erhaltenen Ergebnisse unbrauchbar. Zu allem Überfluss wussten die Forscher nicht, wie viele Menschen die ganzen zehn Jahre über Statine nahmen; darüber besaßen sie nur Daten aus den ersten fünf Jahren.

Ungeachtet dieser gravierenden Probleme kam die Studie nach insgesamt fünfzehn Jahren Untersuchungszeit zu dem Ergebnis, dass 5,1 Prozent der Probanden, die ursprünglich das Statin bekamen, an einer Herzkrankheit gestorben waren; im Vergleich dazu waren es 6,3 Prozent bei der ursprünglichen Placebogruppe.

Interessanterweise wurde bei *mehr* Menschen aus der ursprünglichen Statingruppe Krebs diagnostiziert; allerdings taten die Autoren der Studie dies als Zufallsbefund ab. Günstige Ergebnisse wurden übermäßig hervorgehoben und negative als unwichtig oder zufällig verworfen. Die Auswirkungen der Cholesterinsenker auf die Auftretenshäufigkeit von Krebs in dieser Studie könnten von Belang sein, da der fünfzehnjährige Studienzeitraum für klinische Statinstudien ungewöhnlich ist; sie erstrecken sich normalerweise über eine Dauer von fünf Jahren oder weniger und Krebs tritt meist nicht schon nach fünf Jahren auf, seine Entwicklung kann sich über Jahrzehnte hinziehen. Die Daten aus dem Zeitraum der Nachkontrolle zeigen tatsächlich, dass es bei den Menschen aus der ursprünglichen Statingruppe zu einem vermehrten Auftreten von Krebs kam, je mehr Zeit vergangen war.

Mit der Veröffentlichung dieser Studie ging ein Leitartikel einher, der ebenfalls im *New England Journal of Medicine* veröffentlicht wurde, in dem der Verfasser schrieb: „Es sollte kein Zweifel mehr daran bestehen, dass die Senkung des LDL-Cholesterinspiegels bei der Prävention und Behandlung koronarer Herzkrankheiten eine Rolle spielt."[15] Die Tageszeitung *The Times* stellte diese Studie ebenfalls in einem die ganze erste Seite einnehmenden Artikel besonders heraus, in dem behauptet wurde, Statine nützten auch nach dem Absetzen noch und sollten bei noch mehr Menschen eingesetzt werden, einschließlich der jungen Menschen, die eine Herzkrankheit noch vor sich hätten. Das ist ein Beispiel dafür, wie eine schlecht konzipierte Studie zu Fehlinformationen für die breite Öffentlichkeit umfunktioniert werden kann. Die WOSCOPS-Nachfolgestudie ergab nichts Neues über Statine, abgesehen von deren Potenzial zur Erhöhung des Krebsrisikos, doch die Ergebnisse wurden in einer Weise veröffentlicht, die sie in einem äußerst günstigen Licht erscheinen ließen.

Zusammenfassende Analysen von Studien

Unsere bisherige Erörterung sollte einen Eindruck von der Art des Datenmaterials der klinischen Studien über Statine vermitteln; dazu gehörten Studien, die *zugunsten* der Statine ausgingen, und solche, die ein *negatives* Ergebnis erbrachten, sowie Beispiele dafür, auf welche Weise Daten oft falsch dargestellt werden. Doch damit die Bedeutung des gesamten Datenmaterials überhaupt verständlich wird, muss man es in zwei große Gruppen unterteilen: in die Gruppe, bei der es um Primärprävention geht (Menschen, die *kein* Herzproblem haben) und in diejenige, bei der es um die Sekundärprävention geht (Menschen, bei denen bereits ein Herzproblem vorliegt).

Die Analyse der die Primärprävention betreffenden Studiendaten ergibt, dass mit dem Einsatz eines Statins zur Prävention kein Nettonutzen verbunden ist. Das ist äußerst wichtig, denn mindestens 75 Prozent aller

Menschen, die derzeit ein Statin nehmen, nehmen es zur Primärprävention.

Im Jahre 2010 wurde eine Metaanalyse von elf Statinstudien bei *Archives of Internal Medicine* veröffentlicht. Dabei kamen Professor Kausik Ray und Kollegen zu dem Schluss, dass zur Primärprävention eingesetzte Statine in Bezug auf die Todesfälle aufgrund anderer Ursachen keinen Nettonutzen bieten.[16]

Diese Analyse hatte den „saubersten" Datensatz aller bisher abgeschlossenen Analysen: Die Forscher konnten Patienten mit einer bestehenden Herzkrankheit (Sekundärprävention) ausschließen und nur Daten in Verbindung mit der Primärprävention erfassen.

Die *Cochrane Collaboration* nahm 2011 eine Überprüfung klinischer Studien über Statine vor. [Dabei handelt es sich um ein weltweites Netz von Wissenschaftlern und Ärzten, benannt nach Archie Cochrane, deren Ziel es ist, systematische Übersichtsarbeiten zur Bewertung medizinischer Therapien zu erstellen, auf dem aktuellen Stand zu halten und zu verbreiten; Anm. d. Übers.] Danach äußerten die führenden Autoren, Dr. Shah Ebrahim und Dr. Fiona Taylor, sie könnten den Einsatz von Statinen für die Primärprävention nicht empfehlen. Der absolute Nutzen sei so gering, dass er zufällig aufgetreten sein könnte, und selbst wenn es ein tatsächlicher Nutzen sei, müssten 1000 Menschen ein Jahr lang behandelt werden, um einen Todesfall zu verhindern.[17]

Es sollte nicht unerwähnt bleiben, dass die Cochrane-Forschergruppe ihre Überprüfung 2013 aktualisierte und damals ihre Empfehlung zugunsten des massiven Einsatzes der Statine änderte. Darum geht es sehr detailliert in meinem zweiten Dokumentarfilm, der sich mit den wahren Ursachen von Herzerkrankungen beschäftigt. Es sei hier nur so viel gesagt, dass diese zweite Überprüfung Arbeiten einer Forschungsgruppe mit einbezog, die die Freigabe ihrer Daten für die Öffentlichkeit verweigert; diese Gruppe behauptet, dass es sich um wirtschaftlich sensible Daten handle.

Trotz der negativen Ergebnisse werden Statine von Pharmakonzernen und Gesundheitsbehörden weiterhin unaufhörlich forciert mit dem Ziel, immer mehr Menschen zu Nutzern zu machen.

Man kann das gesamte Datenmaterial für die Primärprävention auch anders betrachten, indem man die Anzahl der notwendigen Behandlungen (NNT, für engl. *number needed to treat*) dazu heranzieht. Sie dient meist zur Nutzen-Risiko-Abwägung einer medikamentösen Behandlung. Die NNT ist eine statistische Maßzahl und gibt an, wie viele Menschen behandelt werden müssten, um eine Wirkung festzustellen.

Für den Einsatz von Statinen bei der Primärprävention sieht die NNT folgendermaßen aus:[18]

- Leben wurden nicht gerettet (d. h. keine Erhöhung der Lebenserwartung).
- Pro 60 behandelte Menschen wurde *ein* Herzinfarkt verhindert.
- Pro 268 behandelte Menschen wurde *ein* Schlaganfall verhindert.
- *Einer* von 50 behandelten Menschen bekommt Diabetes.
- Bei *einem* von 10 behandelten Menschen kommt es zu einer Muskelschädigung.

Das Datenmaterial zur *Primärprävention* zeigt eindeutig, dass die Einnahme eines Statins keine lebensverlängernde Wirkung hat; im Gegensatz zu dem, was man uns weismachen möchte, kommt es jedoch bei einer erheblichen Anzahl von Menschen zu Nebenwirkungen. Außerdem enthielt diese NNT-Analyse natürlich noch keine der weiteren Nebenwirkungen, die *seither* erst ans Licht kamen, wie Augenschäden, Nierenerkrankungen und Verschlechterung der Gehirnfunktion (auf die wir bei der Besprechung der Nebenwirkungen von Statinen noch zu sprechen kommen werden).

Wie sieht es bei der *Sekundärprävention* aus? Wie wir gesehen haben, ergaben manche der klinischen Studien zur Sekundärprävention einen geringfügigen Rückgang der Todesfälle aufgrund anderer Ursachen, typischerweise um 1 oder 2 Prozent. Auch wenn das keine große Risikominderung ist, machen 1 oder 2 Prozent bezogen auf eine ganze Bevölkerung mehrere Millionen Menschen aus. Hätten die Statine nur *leichte* Nebenwirkungen haben und wären diese sehr selten, könnte sich ihr Einsatz für die Sekundärprävention lohnen.

Statine haben bei Patienten mit Herzproblemen tatsächlich einige positive Wirkungen. Die genauen Mechanismen werden noch diskutiert; es scheint jedoch so zu sein, dass Statine die Stabilisierung arterieller

Plaques unterstützen, Entzündungen reduzieren und den Eisenstoffwechsel verbessern, was wiederum auch das Fortschreiten und die Destabilisierung der atherosklerotischen Plaques verhindern könnte.[19]

Andererseits hat sich aber auch gezeigt, dass Statine für das Herz schlecht sind. Sie blockieren den normalen Anpassungsprozess, durch den sich das Herz nach körperlicher Betätigung erholen und kräftigen kann. Statine können auch – was ein wenig paradox ist – zu *mehr* verkalkten Plaques in den Arterien führen. Und Statine schwächen das Herz durch Blockieren von Coenzym Q10. Statine blockieren auch Vitamin K_2 und selenhaltige Proteine, die für eine ordnungsgemäße Herzfunktion ebenfalls wichtig sind.[20] Des Weiteren geht die Senkung des Cholesterinspiegels an sich maßgeblich mit einer verminderten Lebenserwartung einher, da ein niedriger Cholesterinspiegel mit Lebererkrankungen, Krebs und schweren Infektionen in Verbindung gebracht wird.[21]

Schätzungen zufolge nehmen zurzeit etwa 100 Millionen Menschen ein cholesterinsenkendes Mittel; und diese Statine sind zur jahrzehntelangen Einnahme gedacht. Bei einem Medikament, das so häufig verschrieben und über einen so langen Zeitraum genommen wird, muss die Frage beantwortet werden, wie es sich auf die Erhöhung der Lebenserwartung auswirkt. Und falls Statine die Lebenserwartung tatsächlich erhöhen: Reicht das aus, um das Risiko von Nebenwirkungen zu kompensieren? Eine vor Kurzem im *British Medical Journal* veröffentlichte Analyse könnte die Antwort auf diese Frage sein. Als Forscher Unterlagen von klinischen Studien über Statine analysierten, in denen Details über Todesfälle aufgrund anderer Ursachen sowie über die geschätzte durchschnittliche Erhöhung der Lebenserwartung dank der Einnahme von Statinen zur Primär- sowie zur Sekundärprävention berichtet wurde[22], ließen die Ergebnisse auf eine durchschnittliche Erhöhung der Lebenserwartung von 3,2 Tagen bei der Primärprävention und von 4,1 Tagen bei der Sekundärprävention schließen.

Die Nebenwirkungen von Statinen

Die häufigsten Nebenwirkungen von Cholesterinsenkern stehen – nicht gerade überraschenderweise – in direktem Zusammenhang mit *den* Bereichen des Körpers, von denen wir wissen, dass sie eher *mehr* Cholesterin benötigen. Das Gehirn und das Nervensystem, das Immunsystem, die Augen und die Zellmembranen brauchen große Mengen Cholesterin, um ordnungsgemäß zu funktionieren. Darüber hinaus ist Cholesterin der Ausgangsstoff für die Bildung aller Steroidhormone. [Zu ihnen gehören unter anderem die Geschlechtshormone. Anm. d. Übers.] sowie von Vitamin D und den Gallensäuren für den Verdauungsprozess. Wird die Cholesterinbildung durch ein Statin blockiert, leiden diese Systeme, Organe und Prozesse oft zuerst darunter. Aufgrund der Wirkungsweise von Statinen wird jedoch auch die Bildung einer Reihe anderer unentbehrlicher lebenserhaltender Substanzen behindert.

Statine agieren sehr weit oben im Mevalonatweg; das ist eine komplexe Sequenz biochemischer Reaktionen, die normalerweise in allen Zellen zur Bildung von Cholesterin und vieler anderer notwendiger Substanzen ablaufen. Der Mevalonatweg kann, wie in Abbildung 4.1 gezeigt, als Baumdiagramm dargestellt werden. (Vgl. Seite 68)

Statine blockieren ein Enzym, das sich fast an der Spitze dieses Baumes befindet, und dies blockiert auch die nachgelagerten biochemischen Reaktionen (einschließlich der normalen Bildung eines breiten Spektrums biochemischer Substanzen). Eine davon ist das Coenzym Q10 (CoQ10).

CoQ10, das in Kapitel 6 eingehender besprochen wird, ist ein wesentlicher Bestandteil der gesamten Zellenergie; steht *weniger* davon zur Verfügung, wirkt sich das tiefgreifend auf den Körper aus, insbesondere auf das einwandfreie Funktionieren des Herzens. Der Kardiologe Dr. Peter Langsjoen, einer der weltweit führenden Experten zum Thema CoQ10, beschäftigt sich seit 1983 mit dessen klinischer Anwendung. Im ersten Teil meines Dokumentarfilms erklärt Dr. Langsjoen:

> *„Nun, auf diesem Weg gibt es viele Äste; denken Sie sich das als einen Baum und Sie schneiden von dessen Stamm ein*

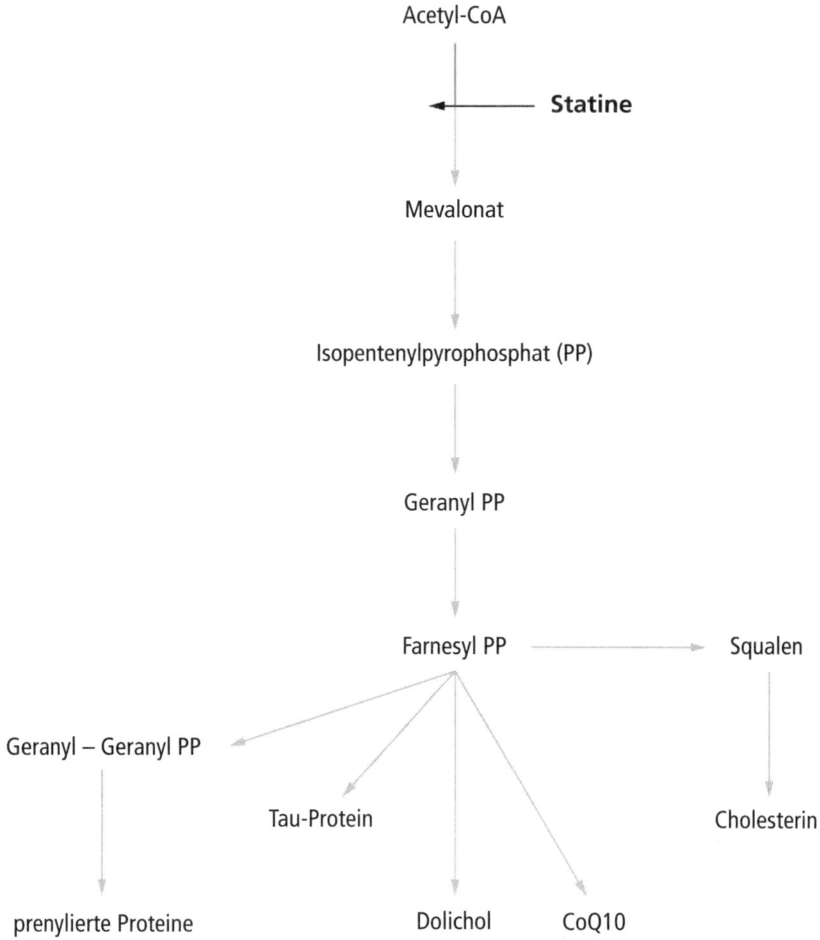

Abbildung 4.1: Der Mevalonatweg und die Aktivität der Statine

Stück ab: Alle Äste werden davon in Mitleidenschaft gezogen. Damit senken Sie nicht nur das Cholesterin, sie verringern auch andere chemische Stoffe. Einer davon, von dem wir eine ganze Menge wissen, ist das Coenzym Q10. Wenn Sie also ein Statin nehmen und Ihren Cholesterinspiegel senken, sagen wir, um 40 oder sogar 50 Prozent, was durch-

aus möglich ist, dann sinkt auch CoQ10 um 40 oder 50 Prozent. Das lässt sich nicht vermeiden; es geht ja um denselben Weg. Es gibt Zellen, die täglich 24 Stunden aktiv sind, sehr aktiv sind, und zwar sind das die Herzmuskelzellen … Sie ruhen weder am Tag noch nachts, sie verbrauchen eine ungeheure Menge Energie. Und deshalb besitzt der Herzmuskel die bei Weitem höchste COQ10-Konzentration."

Ein Statin, das zur Senkung des Cholesterinspiegels genommen wird, blockiert also bedauerlicher- und paradoxerweise die Bildung einer der wichtigsten Substanzen für die Funktion des Herzens. Durch Statine wird zudem die Verfügbarkeit von CoQ10 noch weiter verringert, denn dieses wird als Teil der LDL-Partikel mit dem Blutstrom befördert, das ist der Transportmechanismus, der CoQ10 in die Zellen bringt, wo es benötigt wird. LDL stellt auch für eine Reihe anderer lebenswichtiger Nährstoffe den Transportmechanismus zur Verfügung, so für Vitamin E und verschiedene Carotinoide wie das Betacarotin.[23,24]

CoQ10, Vitamin E, Betacarotin und andere Carotinoide sind lauter wichtige Antioxidantien, die die freien Radikale im Körper in Schach halten. Die Bildung freier Radikale gehört zu unseren normalen biologischen Abläufen; geraten sie jedoch außer Kontrolle, können sie den Alterungsprozess beschleunigen, Komplikationen bei Diabetes verursachen und an einer ganzen Reihe anderer Störungen beteiligt sein. Der hauptsächliche Schaden, den freie Radikale anrichten, geht mit dem normalen Oxidationsprozess einher, bei dem Moleküle ein Elektron verlieren. Antioxidantien wie CoQ10, Vitamin E und Betacarotin fungieren als Elektronendonatoren, sie geben also Elektronen ab, deaktivieren so die freien Radikale und verhindern damit Zellschäden. Vitamin E ist nicht nur ein Antioxidans, es hat im Körper auch viele weitere wichtige Aufgaben:

- Sicherstellen der ordnungsgemäßen Funktion des Kreislauf-, Nerven-, Verdauungs-, Ausscheidungs- und Respirationssystems;
- Unterstützen des Erhalts intakter Zellmembranen, auch derjenigen von Erythrozyten (roten Blutzellen), Nervenzellen, Nierengewebe, Lunge und Leber;

- Fördern der normalen Wachstumsmuster und der Reaktionsfähigkeit des Körpers auf Stress;
- Stimulieren einer normalen Entwicklung und eines normalen Muskeltonus der Skelettmuskeln, des Herzens und des Darms.[25,26]

Ein niedriger Vitamin-E-Spiegel im Blut könnte mit Störungen des Zentralnervensystems, Gehirnabbau und einem Fortschreiten in Richtung Alzheimer zusammenhängen und ist ein prognostisches Zeichen für eine Herzerkrankung.[27]

Die Hersteller von cholesterinsenkenden Arzneimitteln wollen uns weismachen, dass die damit verbundenen Nebenwirkungen selten und schwach seien, wenn sie denn auftreten. Statinbefürworter zitieren Daten aus ausgewählten klinischen Studien, die von geringen Nebenwirkungen berichten. Leider sieht die Realität ganz anders aus. Probanden für die Teilnahme an klinischen Studien werden sehr sorgfältig ausgewählt und unterscheiden sich oft erheblich von der realen Bevölkerung. Potenzielle Probanden werden von den Forschern bei der Zusammenstellung der Teilnehmer gewissenhaft auf Erkrankungen untersucht und viele werden ausgeschlossen, etwa Frauen, weil sie im gebärfähigen Alter sind, oder aufgrund von Drogen- oder Alkoholmissbrauch in der Anamnese oder wenn die mentale Funktion zu wünschen übrig lässt, bei Herzinsuffizienz, Herzrhythmusstörungen und anderen Herzleiden, bei Leber- und Nierenstörungen, Krebs, anderen schwerwiegenden Krankheiten und bei einer Statinüberempfindlichkeit. Solche Kandidaten dürfen üblicherweise nicht an derartigen Studien teilnehmen.

Außerdem gibt es bei klinischen Studien oft eine sogenannte Einlaufphase, während der sogar noch mehr Teilnehmer ausgeschlossen werden können. Die Probanden nehmen das entsprechende Medikament meist ein paar Wochen lang, und wenn sie irgendwelche Nebenwirkungen haben oder sich aus anderen Gründen gegen eine Fortsetzung entscheiden, werden sie aus der Studie herausgenommen. All das bedeutet, dass die Menschen, die es in die eigentliche Studie schaffen, gezielt ausgewählt wurden und nicht mehr repräsentativ für die Allgemeinbevölkerung sind. Sehen wir uns eine Studie zur Evaluierung des neuen Medikaments an, das das gute Cholesterin (HDL) erhöhen sollte. Von den 19 000 Menschen, die man als infrage kommend eingeschätzt hatte, wurden mehr als 2000 noch vor der Einlaufphase ausgeschlossen und weitere fast 2000, bevor die Studie offiziell begann.[28,29] Es könnte durchaus sein, dass bei manchen Menschen Sicherheitsgründe den Ausschlag gaben; offen bleibt jedoch, wie vielen dieser Menschen außerhalb der Studie normalerweise Statine verschrieben werden würden.

Bei etwa der Hälfte aller klinischen Studien über Statine wurde nicht über Nebenwirkungen berichtet und die notwendige sogenannte *Post Marketing Drug Surveillance*, die Überwachung nach dem Inverkehrbringen, bei der Medikamente unter dem Vorbehalt zugelassen werden, dass weiteres Datenmaterial gesammelt wird, nachdem das Arzneimittel auf den Markt gebracht wurde, wird nicht immer durchgeführt.[30] Die Post-Marketing-Evaluierung ist unverzichtbar, wie sich im Falle von *Cerivastatin* [in Deutschland seinerzeit unter den Handelsnamen *Lipobay* und *Zenas* vertrieben; Anm. d. Übers.] herausstellte, das 2001 vom Markt genommen wurde, nachdem es mit dem Tod von 52 Patienten in Zusammenhang gebracht worden war.[31] Bei mehr als 10 Prozent der zugelassenen Arzneimittel sind nachträglich einer oder mehrere auffällige Sicherheitshinweise (auf dem Beipackzettel, die auf mögliche sehr schwerwiegende oder lebensbedrohliche Nebenwirkungen aufmerksam machen) erforderlich oder die Medikamente werden ganz vom Markt genommen.[30]

Trotz der Bedeutung der Post-Marketing-Überwachung wird mehr als die Hälfte der Studien, die Pharmakonzerne nach der Platzierung ihres Arzneimittels auf dem Markt durchzuführen versprechen, nicht abgeschlossen.[32] Viele Nebenwirkungen würden aber durch diese Maßnahme wohl zum ersten Mal erkannt und es gibt wahrscheinlich mehr davon, als wir glauben, weil Ärzte sie oft nicht melden.[33] Außerdem veröffentlichen Pharmakonzerne möglicherweise selektiv nur Ergebnisse, die für ihr Arzneimittel günstig sind, und das führt zu Einseitigkeit und falscher Darstellung des gesamten Datenmaterials.

Dr. Malcolm Kendrick, der im *British Medical Journal* über die Nebenwirkungen von Statinen schrieb[34], erklärte, die Schwere der Nebenwirkungen von Statinen sei durch ein Meldesystem der FDA definitiv nachgewiesen worden, denn dort sei zwischen 1997 und 2004 ein Statin

(*Simvastatin*) als direkte Ursache von 49 350 Zwischenfällen und 416 Todesfällen gemeldet worden. Da über Nebenwirkungen aber viel zu wenig berichtet wird, sind die tatsächlichen Zahlen wahrscheinlich weit höher.[35]

Statine und Krebs

Die Statinhersteller zitieren sehr gerne klinische Studien, aus denen hervorgeht, dass ihre Medikamente nicht zu einem vermehrten Auftreten von Krebs führten. Die meisten dieser Studien laufen jedoch nur über wenige Jahre, während sich Krebs normalerweise über Jahrzehnte entwickelt. Zum Beispiel bekommen Raucher innerhalb der ersten Jahre nach ihrer ersten Zigarette meist keinen Krebs. Wenn Statine tatsächlich das Krebsrisiko erhöhen, dann sollte das zuerst bei Hochrisikogruppen wie den älteren Menschen beobachtet werden.[33] Die PROSPER-Studie (*Prospective Study of Pravastatin in the Elderly at Risk)*, eine Prospektivstudie über Pravastatin bei älteren Risikopatienten, untersuchte die Statinwirkungen bei älteren Menschen (zwischen 70 und 82 Jahren)[36] und ergab, dass bei Menschen, die das Statin einnahmen, häufiger Krebsdiagnosen gestellt wurden als bei denjenigen, die es nicht nahmen. Das Herzerkrankungsrisiko war ein wenig geringer, doch das wurde durch ein erhöhtes Krebsrisiko, das mit dem Statin in Zusammenhang gebracht wurde, nach lediglich drei Jahren Verlaufskontrolle zunichte gemacht. Eine im *Journal of the American College of Cardiology* veröffentlichte Studie ergab ebenfalls, dass der kardiovaskuläre Nutzen durch erhöhtes Krebsrisiko aufgewogen wurde.[34] Zur vertieften Diskussion über Statine und Krebs sei auf einen ausgezeichneten, öffentlich zugänglichen Artikel (in englischer Sprache) von Dr. Ravnskov, Dr. McCully und Professor Rosch hingewiesen.[37]

Probleme mit der Psyche und dem Nervensystem

Cholesterin ist für die Entwicklung und Funktion des Gehirns unverzichtbar. Daher überrascht es nicht, dass man mentale und neurologische Beschwerden oft dann beobachten kann, wenn der Cholesterinspiegel gesenkt wird.[33] Duane Graveline, ein ehemaliger Astronaut, medizinischer Wissenschaftler in der Raumfahrtforschung, Fliegerarzt und Hausarzt, also jemand mit einer offensichtlich erheblichen intellektuellen und körperlichen Beweglichkeit, ist kein Mensch, von dem man erwarten würde, dass er ziellos in den Wäldern umherirrt und seine eigene Frau nicht mehr erkennt. Genau das jedoch passierte nach der Einnahme des Statins *Lipitor* [unter den Handelsnamen *Sortis* (D, A, CH), *Atoris* (D) und weiteren Generika (D, A, CH) vertrieben; Anm. d. Übers.]. Nach nur sechs Wochen kam es bei ihm zu einer Transienten Globalen Amnesie (TGA), einer vorübergehenden, jedoch nahezu totalen Störung des Kurzzeitgedächtnisses und Problemen beim Zugriff auf länger zurückliegende Erinnerungen.

Die Amnesie, die Gedächtnisstörung, war nicht als Nebenwirkung der Statine angegeben, doch Dr. Graveline hatte das für ihn neue Medikament als Ursache in Verdacht, da er vor der Einnahme keine derartigen Symptome gehabt hatte. Er setzte es ein Jahr lang ab und in dieser Zeit trat die Gedächtnisstörung nicht mehr auf. Bei der nächsten ärztlichen Untersuchung für Astronauten schlugen seine Ärzte bei der NASA vor, das Medikament wieder anzusetzen, und sechs Wochen später hatte er seine zweite TGA-Attacke.

Nach diesen Erfahrungen befasste sich Dr. Graveline weiter mit dem Zusammenhang zwischen Statinen und Gedächtnisverlust. Er fand Hunderte Fallbeispiele von Patienten, Angehörigen und sogar Ärzten, die ein ganzes Spektrum von Nebenwirkungen im kognitiven Bereich beschrieben – von Gedächtnisstörung und schwerwiegendem Gedächtnisverlust bis zu Verwirrtheit und Verlust der Orientierung – und die alle mit der Einnahme von Statinen einhergingen.[38]

Studien im Rahmen der wissenschaftlichen Literatur erbringen weitere Belege dafür, dass es einen Zusammenhang zwischen Statinen und kognitiver Beeinträchtigung gibt.[39,40] Eine Studie ergab zum Beispiel, dass die Einnahme von Statinen mit schwerer Reizbarkeit, Tötungsimpulsen, Bedrohung anderer Menschen, aggressivem Verhalten im Straßenverkehr, Angst vor Familienmitgliedern und Sachbeschädigung einherging. In jedem Fall blieb die Persönlichkeitsstörung bestehen, bis das Statin abgesetzt wurde.[41]

Forscher der Universität von Arizona überprüften 2012 mit Tests an Fruchtfliegen eine große Anzahl von Medikamenten auf mögliche Nebenwirkungen auf Nervenzellen.[42] Normalerweise sollte bei dem Versuch,

Erkenntnisse aus Studien mit Tieren auf Menschen zu übertragen, große Vorsicht geboten sein; diese Studie brachte jedoch eine erschreckende Möglichkeit zur Sprache, über die mehr Menschen informiert sein sollten. Die Forscher testeten 1040 verschiedene Stoffe. Nur vier von ihnen verursachten perlenartige Geschwülste in den Nervenzellen, die die Übertragung von Nervenimpulsen verhindern. Und alle vier waren Statine.

In Studien wurde nachgewiesen, dass Statine auch eine erektile Dysfunktion, also eine Erektionsstörung[43] und einen Rückgang der Libido[44] verursachen können, wahrscheinlich aufgrund eines niedrigen Testosteronspiegels. (Statine blockieren die Bildung aller Geschlechtshormone.)[44]

Muskelschmerzen, Schwäche und Rhabdomyolyse

Alle Statine sind mit Muskelerkrankungen in Verbindung gebracht worden. Die Nebenwirkungen, von denen am häufigsten berichtet wird, sind allgemeine Muskelschmerzen oder eine Muskelschwäche, doch das kann in seltenen Fällen zu einer Rhabdomyolyse führen.[33,45] Darunter versteht man einen Zerfall von Skelettmuskulatur, aufgrund dessen der Inhalt von Muskelzellen (Myoglobin) ins Blut austritt. Das schädigt die Nieren und ist manchmal tödlich. Die Auftretenshäufigkeit von muskulär bedingten Problemen ist bei Menschen, die Statine nehmen, jedoch äußerst schwer festzustellen. Muskelschmerzen und Muskelermüdung bleiben oft unentdeckt[44] und werden häufig fälschlicherweise als altersbedingt angesehen. Muskelprobleme verschlimmern sich mit der Erhöhung der Statindosis[46] und es gibt zusätzliche Bedenken, wenn gleichzeitig andere Medikamente eingenommen werden.[47] Die Höhe der Dosis ist ein wichtiger Aspekt, da es die Empfehlung gibt, dass manche Menschen höhere Statindosen zur weiteren Absenkung des LDL-Spiegels nehmen sollen.[48]

Auch die sportliche Betätigung scheint die Schmerz- und Müdigkeitssymptome der Muskeln zu verschlimmern.[49-51] Wer Statine nimmt, wird wahrscheinlich weniger Sport treiben, wenn es dadurch zu Schmerzen und Unwohlsein kommt, und dieser Mensch kann daher seine Lebensweise nicht entsprechend ändern, um das Herzinfarktrisiko zu senken.

Schmerzen und Schwäche in den Muskeln werden oft als geringfügige Nebenwirkungen heruntergespielt; von den Patienten wird sogar erwartet, dass sie damit leben, um vom Nutzen des Statins „profitieren“ zu können. In Wirklichkeit wurde das Leben Tausender Menschen durch statinbedingte Muskelschäden zerstört. Bei einem gewissen Prozentsatz der Fälle ist der Schaden dauerhaft.

Diabetes

Es besteht heute gemeinhin Einvernehmen darüber, dass Statine Diabetes vom Typ 2 (T2DM) verursachen, wie von der US-amerikanischen Zulassungsbehörde FDA eingeräumt wurde, die T2DM als Nebenwirkung angibt. Das ist wahrscheinlich den Wirkungen geschuldet, die Statine auf das Gleichgewicht der Steroidhormone ausüben.

Augenprobleme

Die Linse des Auges braucht eine große Menge Cholesterin; daher erhöhen die Cholesterinsenker das Kataraktrisiko. Die durch Statine bedingten Katarakte sind manchmal so massiv, dass sie eine Operation erfordern.[51]

Herzerkrankungen

Atherosklerose ist eine Verhärtung und Verengung der Arterien, ein Prozess, zu dem die Verkalkung gehört. Statine verstärken die Arterienverkalkung. Das sogenannte CONFIRM-Verzeichnis (*Coronary CT Angiography Evaluation For Clinical Outcomes: An International Multicenter registry*, ein Register der klinischen Evaluierungsergebnisse von Koronarangiografien mittels CT) ergab, dass die Einnahme von Statinen mit einer größeren Anzahl und einem größeren Ausmaß an verkalkten Plaques in den Koronararterien einherging[52] – was paradox ist bei einem Medikament, das mit dem Verkaufsargument der Risikosenkung für kardiovaskuläre Erkrankungen vermarktet wird. In anderen Studien wurde nachgewiesen, dass Statine das Kalzium in den Koronararterien nicht senken und dass die Krankheit ungeachtet der Statineinnahme weiter fortschreitet.[53,54]

Der *Veteran Affairs Diabetes Trial*[55], eine Studie mit an Diabetes erkrankten Kriegsveteranen, ergab, dass durch die Einnahme von Statinen die Koronararterienverkalkung bei Menschen mit T2DM, die nicht durch eine koronare Arterienerkrankung vorbelastet waren, weiter fortschritt, obwohl diese Menschen einen deutlich niedrigeren und fast optimalen LDL-Cholesterinspiegel hatten.

Durch die Statine kommt es wahrscheinlich zu einer vermehrten Bildung von Kalkplaques in den Arterien, da Statine Vitamin K_2 und Selen hemmen, die beide normalerweise eine Schutzwirkung haben.

Statine haben noch eine weitere schädliche Wirkung auf das Herz. Bedenken Sie, dass das Herz durch Sport kräftiger wird. Diese Anpassung ist für alle wichtig und insbesondere ist sie ein wichtiger Teil des Erholungsprozesses von Herzpatienten. Sport stimuliert den Körper zur Bildung von mehr Mitochondrien, den Energie bildenden „Fabriken" in den Muskelzellen. Es wurde jedoch festgestellt, dass Statine diese Anpassung blockieren.[56] Das ist eine der vielen Nebenwirkungen, die bei der Verschreibung von Statinen gerne ignoriert werden.

KAPITEL 5

Die wirklichen Ursachen von Herzerkrankungen

Die vorigen Kapitel beleuchteten die wissenschaftliche Grundlage der sogenannten Diät-Herz-Hypothese, den Nutzen und die Risiken im Zusammenhang mit den Statinen und die These, dass Cholesterin nicht die Ursache von Herzkrankheiten sei. Wenn es also nicht das Cholesterin ist, was ist es dann?

In diesem Kapitel geht es um die zahlreichen Ursachen, die übersehen werden, weil dem Cholesterin unverhältnismäßig viel Aufmerksamkeit zuteil wird.

Stress: Wie das Gehirn auf das Herz einwirkt

Der größte Irrtum in Hinblick auf das aktuell für Herzerkrankungen geltende Modell und auf die Risikorechner für kardiovaskuläre Erkrankungen ist der, dass sie den Einfluss von *Stress* nicht berücksichtigen. Psychischer und physischer Stress sind zwei der wichtigsten Ursachen von Herzkrankheiten und Herzinfarkten, doch die Gesundheitsbehörden ziehen Stress kaum in Betracht. Manche erklären sogar kategorisch, Stress sei nicht wichtig[1]; das verdeutlicht, wie sehr die Kompetenz einiger Gesundheitsbehörden auf dem Gebiet der Herzerkrankungen inzwischen zu wünschen übrig lässt.

Stress wirkt sich unmittelbar auf den Zustand der Arterien aus, darauf, mit welcher Wahrscheinlichkeit sich Blutgerinnsel bilden, auf die Gesundheit des Herzmuskels selbst sowie auf das elektrische Steuerungssystem des Herzens. Stress „verbrennt" auch viele wichtige Nährstoffe, die uns sonst vor einer Herzerkrankung schützen würden. Und Stress schwächt das Immunsystem derart, dass wir anfälliger für Infektionen werden können, was auch eine Rolle bei der Entwicklung von Herzkrankheiten spielen könnte. Doch bevor wir uns damit beschäftigen, wie sich Stress auswirkt, wollen wir ein paar heikle Punkte im Zusammenhang damit besprechen, was Stress überhaupt ist.

Eines seiner Hauptmerkmale ist, dass er ein ganz individuelles Phänomen ist. Was der eine als Stress empfindet, kann für den anderen auf angenehme Weise anregend sein. Zum Beispiel blühen manche Menschen richtig auf, wenn sie gebeten werden, sich öffentlich oder beruflich zu präsentierten; sie nehmen jede Einladung zu einem öffentlichen Auftritt als Redner an und genießen das regelrecht. Für andere ist es eine absolute Horrorvorstellung, auch nur einen Augenblick lang vor Publikum zu stehen. Ebenso gibt es Menschen, die unter unvorhersehbaren Umständen zur Hochform auflaufen. Solche Menschen sind vielleicht in einer Branche tätig, in der kein Tag abläuft wie der andere; jeder Tag ist voller unerwarteter Herausforderungen. Manchen mag das zwar stressig erscheinen, doch andere finden es anregend und es wirkt sich positiv auf ihr Wohlbefinden aus. Wird jedoch ein Mensch, der sich in einem unkalkulierbaren Umfeld am wohlsten fühlt, in eine vorhersehbare und unveränderbare Situation gezwungen, gerät auch er unter Stress. Außerdem scheinen manche Menschen mehr negativen Stress verkraften zu können als andere, weil sie bezüglich eines speziellen Stressfaktors belastbarer sind und übermäßiger negativer Stress sich bei verschiedenen Menschen in unterschiedlich ausgeprägten Symptomen äußert.

Abgesehen von den individuellen Unterschieden in Bezug darauf, was Menschen als stressig erleben, bestimmt die Art, wie Stress als solcher *wahrgenommen* wird, ob ihnen ein Ereignis oder eine Situation (also ein potenzieller Stressfaktor) schadet oder nicht. Damit wir die Bedeutung dieses Umstands verstehen können, müssen wir den Grundcharakter der Stressreaktion verstehen.

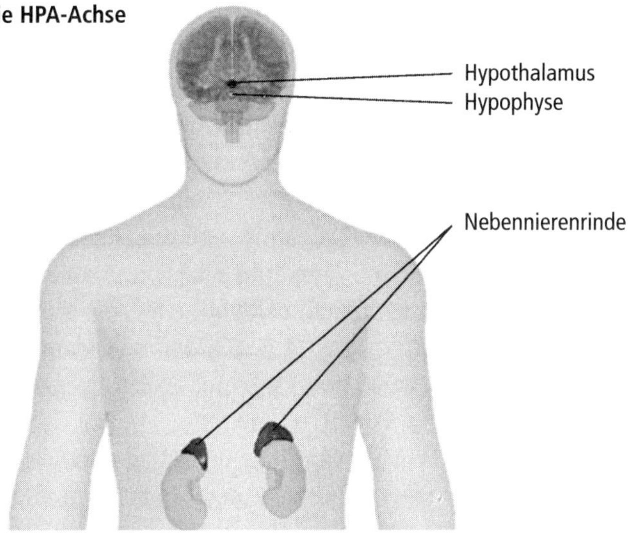

Abbildung 5.1: Die anatomische Lage der HPA-Achse. d. h. von Hypothalamus, Hypophyse und Nebennieren. Mit freundlicher Genehmigung aus Anatomography/Wikimedia Commons.

Zu einer vollständigen Beschreibung der Stressreaktion gehört eine erhebliche Menge an medizinischer Terminologie; die wesentlichen Stadien dieses Prozesses sind jedoch leicht erkennbar. Der Prozess beginnt mit der Stresswahrnehmung. Das Gehirn entscheidet darüber, ob eine Situation mit Stress verbunden ist oder nicht, aufgrund des sensorischen Inputs (vornehmlich dessen, was wir sehen und hören) und gespeicherter Gedächtnisinhalte (der Erinnerung daran, was beim letzten Mal in einer ähnlichen Situation geschah. Entscheidet das Gehirn, dass die Situation Stress verursacht, löst der Hypothalamus (an der Basis des Gehirns gelegen) die Stressreaktion aus, indem er ein Signal an die (ebenfalls in diesem Bereich liegende) Hypophyse sendet, die wiederum ein Signal an die Nebennieren schickt. Diese setzen mehrere Hormone ins Blut frei: Kortisol, Adrenalin (Epinephrin) und Noradrenalin (Norepinephrin), um den Körper beim Umgang mit dem Stressfaktor zu unterstützen. Fachsprachlich wird das als Hypothalamus-Hypophysen-Nebennieren-Achse oder

HPA-Achse (von engl. *hypothalamic-pituitary-adrenal axis*) bezeichnet. Die Lage der verschiedenen Drüsen ist in Abbildung 5.1 dargestellt.

Die HPA-Achse arbeitet eng mit dem autonomen Nervensystem (ANS) zusammen, das alle automatisch im Körper ablaufenden Prozesse steuert. Das ANS hat zwei Äste: Der parasympathische Ast oder Parasympathikus ist für die mit Ruhe, Reparatur und Erholung einhergehenden Funktion zuständig und verlangsamt auch die Herzfrequenz, wogegen der sympathische Ast oder Sympathikus die Herzfrequenz erhöht und den Körper bei Bedarf zum Handeln befähigt, entweder damit er schnell vor einem Stressfaktor oder Angreifer *davonläuft* oder damit er die Körperphysiologie verändert, um den Stressfaktor oder Angreifer *bekämpfen* zu können.

Die Stressreaktion ist zur Bewältigung einer körperlichen Bedrohung vorgesehen. Unsere Vorfahren mussten angesichts körperlicher Bedrohungen *fliehen* oder *kämpfen*. Daher bereitet das sympathische Nervensystem den Körper in einem solchen Fall darauf vor, indem es die Herzfrequenz erhöht, die Blutgerinnung erleichtert (im Falle einer Verletzung muss eine Blutung leicht zu stoppen sein, um den Blutverlust zu minimieren), die Durchblutung der arbeitenden Muskeln steigert und Glukose (eine schnelle Energiequelle) verfügbar macht.

Gleichzeitig wird das parasympathische Nervensystem heruntergefahren. Schließlich ist angesichts einer unmittelbaren Bedrohung nicht genügend Zeit für die Verdauung von Nahrung oder die Erledigung von „Reparaturarbeiten“. Um die Nährstoffaufnahme und die normale Ruhe und Reparatur kann man sich später kümmern. In einer unmittelbaren Gefahrensituation wird nur das sympathische Nervensystem gebraucht, damit wir ihr entkommen können.

Einfach ausgedrückt kann man sich Sympathikus und Parasympathikus als zwei Systeme mit entgegengesetzten Aufgaben vorstellen, wie in Tabelle 5.1 dargestellt, aus der ersichtlich ist, wie einige wichtige Organe und Funktionen des Körpers von jedem Ast des autonomen Nervensystems beeinflusst werden.

Bei den Stressfaktoren, mit denen es die Menschen im 21. Jahrhundert zu tun haben, ist sind Flucht oder Kampf meist nicht nötig. Normalerweise erfordern moderne Stressfaktoren eher eine kreative oder logische

Tabelle 5.1: Die wichtigsten Aufgaben des parasympathischen und des sympathischen Astes des autonomen Nervensystems

Parasympathikus	Sympathikus
verengt die Pupillen	erweitert die Pupillen
erhöht die Speichelbildung	hemmt die Speichelbildung
senkt die Herzfrequenz	erhöht die Herzfrequenz
verengt die Bronchien	erweitert die Bronchien
regt die Verdauungsfunktion an	hemmt die Verdauungsfunktion
regt die Bauchspeicheldrüsenfunktion an	hemmt die Bauchspeicheldrüsen-funktion
regt die Gallenblase an	hemmt die Gallenblase
	regt die Freisetzung von Adrenalin und Noradrenalin in den Nebennieren an
spannt die Harnblase an	entspannt die Harnblase
stimuliert die Erektion der Geschlechtsorgane	stimuliert den Orgasmus in den Geschlechtsorganen

Lösung als eine instinktive Reaktion. In mancher Hinsicht ist also die Stressreaktion des Körpers überholt. Und damit sind wichtige Überlegungen in Bezug auf Herzerkrankungen verbunden. Zum Beispiel ist die Stressreaktion heutzutage oft permanent aktiviert, ohne dass der Stressfaktor entsprechend aufgelöst wird. Die Stressreaktion ist darauf ausgelegt, mit *kurzfristigen*, unmittelbar bedrohlichen Situationen fertig zu werden, doch ein unpassendes Arbeitsumfeld, eine Beziehung, in der einer der Partner Gewalt gegen den anderen ausübt, finanzielle Not oder ein Mangel an sozialer Unterstützung entwickeln sich oft zu *langfristigen* Zuständen mit einer ständig aktiven Stressreaktion, ohne große Chancen für den Parasympathikus, seine Reparaturfunktionen in vollem Umfang in Betrieb zu nehmen.

Das Ergebnis kann ein dauerhaft zurückgefahrenes parasympathisches System und ein übermäßig aktiviertes sympathisches System sein, ein Zustand, den man im Englischen als *tired and wired* [ermüdet und zugleich aufgedreht] bezeichnet. Wenn sich nichts ändert und die ständigen Stressfaktoren nicht weniger werden, stellt sich schließlich ein Zustand der Erschöpfung ein, bei dem der Körper zu keiner angemessenen Stressreaktion mehr fähig ist und sich selbst geringfügige Stressfaktoren erheblich auf den Körper auswirken. In diesem Stadium können viele der normalen körperlichen Anpassungsfunktionen, die uns täglich gesund halten, nicht mehr effizient arbeiten.

Verschiedene Arten von Stresssituationen

Stress ist, wie bereits erwähnt, ein ausgesprochen individuelles Phänomen. Als allgemein anerkannt gilt, dass eine gewisse Menge Stress positiv sein und mit einer Steigerung der Produktivität und Leistungsfähigkeit einhergehen kann. Von einem bestimmten Punkt an wird er jedoch zu groß und die Leistung beginnt sich zu verschlechtern. Dann verschlechtert sich auch die Gesundheit und schließlich kommt es zur Erschöpfung, wenn man mit dem oder den Stressfaktoren nicht richtig umgeht.

Auch wenn es vielleicht offensichtlich ist, sollte nicht unerwähnt bleiben, dass Stress durch eine Fülle verschiedener psychischer und physischer Stressfaktoren bedingt sein kann. Den meisten Menschen ist der mit universitären Examina oder beruflichen Fachprüfungen, mit einer Frist für ein berufliches Projekt, mit dem Managen verschiedener Projekte oder dem Schreiben eines Buches einhergehende Stress nicht fremd. Während der Beschäftigung mit diesen Aufgaben kann es uns zeitweise ziemlich schlecht gehen. Eventuell können wir sogar vorübergehende Stresssymptome wie Schlafstörungen, Magenbeschwerden oder einen allgemeinen Energie- und Vitalitätsverlust zeigen. Zum Glück erledigen sich jedoch solche Stresssituationen meistens wieder. Schließlich ist alles fertig: Das Projekt ist beendet, die Prüfungen sind abgelegt und das Buch ist geschrieben. Damit, so hoffen wir, können wir die Stressphase erfolgreich abschließen, das sympathische Nervensystem bekommt die Gelegenheit, sich zu beruhigen, und das parasympathische kann mit der Reparaturarbeit und der Erholung beginnen.

Die Stressforschung legt nahe, dass die schädlichsten Formen von Stress mit langwierigen, hartnäckigen Situationen einhergehen, zum Beispiel mit dem Gefühl, als würde einem die Kontrolle über seine persönlichen Umstände entgleiten, oder mit lange andauernden finanziellen Sorgen, mit mangelnder Unterstützung in sozialer Hinsicht oder mit posttraumatischem Stress.

In unterschiedlichen sozioökonomischen Gruppen gibt es spektakuläre gesundheitliche Unterschiede. Das betrifft insbesondere die Herzerkrankungen. Menschen, die sich auf der sozioökonomischen Leiter ganz unten befinden, sterben mit einer fünfmal höheren Wahrscheinlichkeit an einer Herzkrankheit als Menschen, die ganz oben stehen – obwohl sich ihre Cholesterinspiegel nicht sehr unterscheiden.[2-5] Der Ernährungszustand und andere Faktoren mögen dabei eine Rolle spielen, doch diesen spektakulären Unterschied in der Sterblichkeit aufgrund von Herzerkrankungen kann man nur erklären, wenn man einen Blick auf den psychischen Einfluss unterschiedlicher Rahmenbedingen und Lebensumstände wirft.

Zusätzliche Daten, die nahelegen, dass bestimmte Arten von psychischem Stress ganz besonders schädlich sind, stammen aus der Whitehall-Studie, einer richtungweisenden Langzeitstudie mit Staatsbediensteten in England.[6] Markante Unterschiede bei der Gesundheit entsprachen dem Rang innerhalb des öffentlichen Dienstes. Je höher jemand in dieser Hierarchie stand, desto weniger wahrscheinlich war er von Herzproblemen, insbesondere solchen, die mit dem Herz-Kreislauf-System zu tun haben, betroffen. Die gesundheitlichen Risiken korrelierten mit dem Grad an Steuerungsmöglichkeit, den eine Person innerhalb einer Position zu haben glaubte: Je mehr sie das Gefühl hatte, etwas steuern zu können, desto weniger wahrscheinlich war das Auftreten von Herzproblemen.

Eine weitere wichtige Erkenntnis aus der Whitehall-Studie bezieht sich auf das Verhältnis von Einsatz und Vergütung. Die Menschen, die von hoher Vergütung bei geringem Einsatz berichteten, hatten ein geringeres Risiko, am Herzen zu erkranken, als diejenigen, die trotz hohem Einsatz eine geringe Vergütung bekamen.

Stress kann auch körperlich bedingt sein, durch Verletzungen oder Schmerzen zum Beispiel. Tatsächlich ist jede Krankheit mit physischem und mentalem Stress verbunden. Und ganz allgemein ist es so, dass alle Stressfaktoren zu einer Gesamtstressbelastung akkumulieren und seelisch und körperlich belastend sind.

Stressbedingte physiologische Veränderungen

Im Zuge einer „Talfahrt" in Richtung Erschöpfung kommt es zu mehreren physiologischen Veränderungen, die das Risiko einer Herzerkrankung erhöhen. Die Aktivierung der Stressreaktion und des sympathischen Nervensystems führt zur Freisetzung von Adrenalin (Epinephrin) und Kortisol. Diese Hormone haben zahlreiche Wirkungen. Adrenalin ist etwa dafür verantwortlich, dass das Blut im Falle einer Verletzung leichter gerinnt. Wie wir bereits wissen, sind Blutgerinnsel ein ein möglicher häufiger Faktor von Herzerkrankungen.

Adrenalin wirkt sich auch auf die Herzfrequenz und die Blutgefäße aus, sodass die Herzleistung erhöht wird (die Durchblutung der arbeitenden Muskeln nimmt zu) und der Blutdruck steigt. Erhöhter Blutdruck kann zu einem vermehrten Risiko für die Schädigung der Arterieninnenwand führen und somit zum Herzerkrankungsrisiko beitragen. Der Anstieg des Blutdrucks ist allerdings nur vorübergehend; er sinkt wieder auf den Normalwert, sobald die Stressreaktion vorüber ist. Jedoch wie im vorherigen Abschnitt erwähnt, leben viele Menschen heutzutage mit einer Daueraktivierung der Stressreaktion.

Das Hormon Kortisol hebt den Blutzuckerspiegel an. Es ist auch an der Ausbildung von Fettleibigkeit, insbesondere der Stammfettsucht (Bauchfett, viszerales Fett) beteiligt, die – wie man inzwischen herausgefunden hat – die gefährlichere Art der Fettsucht ist.[7] Alles in allem können die Veränderungen des Blutzuckerspiegels, die vermehrte Stammfettsucht, ein höherer Blutdruck und andere Veränderungen im Stoffwechsel das Diabetes-2-Risiko (T2DM) erhöhen und Typ-2-Diabetiker haben gegenüber Nicht-Diabetikern ein fünfmal höheres Risiko, eine Herzkrankheit zu bekommen.

Kortisol schwächt das Immunsystem – das ist einer der Gründe dafür, dass chronisch gestresste Menschen oft anfälliger für Infektionen sind.

Infektionen können ebenfalls bei Herzkrankheiten eine Rolle spielen. Kortisol verhindert auch das Ausströmen von Natrium aus der Zelle und fördert den zellulären Kaliumverlust. Dieses Ungleichgewicht kann zu einer Flüssigkeitsansammlung und einer Funktionsstörung der Zelle führen, die so weit geht, dass es zum Absterben von Herzmuskelzellen kommt.

Erhebliche Stressfaktoren können durch die Wirkung von Noradrenalin (Norepinephrin), das während der Stressreaktion ebenfalls freigesetzt wird, um eine stärkere Muskelkontraktion zu möglichen, direkt einen Herzinfarkt verursachen, ohne dass Arterien geschädigt sind oder andere Risikofaktoren bestehen. Es wird an den Nervenendigungen freigesetzt und kann zu Banden oder Gruppen von abgestorbenen Zellen führen. (Der Fachbegriff lautet Kontraktionsbanden-Nekrose.)

Stress begünstigt den Konsum von qualitativ minderwertigen Nahrungsmitteln und das Weglassen von wichtigen herzschützenden Nährstoffen sowie die vermehrte Zufuhr von Zucker, das Trinken von mehr Alkohol und das Rauchen von Zigaretten. Alle diese Entscheidungen zugunsten schlechter Lebensgewohnheiten wirken sich auch auf das Gleichgewicht des autonomen Nervensystems aus und machen alles nur noch schlimmer. Insbesondere Zigarettenrauchen führt zu einer weiteren Aktivierung des sympathischen Nervensystems.

Stress ist auch für die sogenannte Tako-Tsubo-Kardiomyopathie verantwortlich, die auch unter dem Namen *broken heart syndrome* oder „Gebrochenes-Herz-Syndrom" bekannt ist – eine Schwächung der Hauptpumpkammer des Herzens infolge von schwerem psychischen oder körperlichen Stress.

Die Auswirkung von Stress auf das Herz über das autonome Nervensystem ist jedoch nur die Spitze des Eisbergs. Noch tiefgreifender und erheblicher sind die Veränderungen der Herzfrequenzvariabilität und die Übersäuerung (Azidose) des Herzens.

Die Herzfrequenzvariabilität

Wir haben bereits gesehen, wie über das parasympathische und das sympathische Nervensystem die körpereigene Stressreaktion aktiviert wird: durch ein Herunterregeln des Parasympathikus und ein Hochregeln des

Sympathikus. Die parasympathische Aktivität lässt sich auch durch die Bestimmung des Vagotonus ermitteln.

Das parasympathische System wird durch den Vagusnerv aktiviert, der an der Basis des Gehirns entspringt. Ein Nachlassen der Vagusaktivität ist definitionsgemäß dasselbe wie ein Nachlassen der Aktivität des parasympathischen Nervensystems. In einer Reihe von Studien wurde nachgewiesen, dass eine Herzerkrankung mit der Verringerung der Vagusaktivität einhergeht.[8-18] Es ist nachvollziehbar, dass das Absinken der Vagusaktivität eher die *Folge* einer Herzerkrankung ist als ihre Ursache – was uns zum Gedankenspiel von der Henne und dem Ei zurückbringt, das in Kapitel 1 angesprochen wurde. Aus Studien geht jedoch auch hervor, dass der Krankheitsprozess in den Arterien nicht ausschließlich der Grund für den Rückgang der Vagusaktivität sein kann.[13, 18-21]

Die Aktivität des Vagus wird vielmehr durch die Herzfrequenzvariabilität (HFV oder HRV, von engl. *heart rate variability*) bestimmt; der Vagotonus kann nicht direkt gemessen werden. Die HRV repräsentiert die Aktivität des Vagus und ist ein exakter alternativer biologischer Messwert, da die Herzfrequenz durch eine Erhöhung des Vagotonus (der Aktivität des parasympathischen Nervensystems) verlangsamt und durch eine Zunahme der Aktivität des sympathischen Nervensystems beschleunigt wird.

Die HRV bezieht sich auf das zeitliche Intervall zwischen den Herzschlägen. Variiert dieses Intervall häufig, ist die HRV hoch. Man könnte nun annehmen, dass ein vorhersagbarer gleichmäßiger Herzschlag (eine niedrige HRV) gesund sei, doch das Gegenteil ist richtig: Ein gesundes Herz zeigt einen hohen Grad an Variabilität im zeitlichen Intervall der Herzschläge, da sich das Herz allen erdenklichen Anforderungen anpasst.

Eine erhöhte HRV spiegelt einen erhöhten Vagotonus wider und daher eine erhöhte parasympathische Aktivität, während sich eine verminderte HRV als prognostisches Zeichen für den Tod durch eine Herzkrankheit sowie durch andere Ursachen erwiesen hat.[22-26]

Eine 2001 im *Journal of the American College of Cardiology* veröffentlichte Studie begleitete Probanden zehn Jahre lang und ergab, dass eine verminderte HRV mit einem um mehr als das Vierfache erhöhten Risiko für einen plötzlichen Herztod einherging.[24] Die Forscher führten die übermäßige Aktivierung des sympathischen Nervensystems als wahrscheinliche Ursache an.

Eine andere, im selben Jahr in derselben Fachzeitschrift veröffentlichte Studie ergab, dass die HRV sogar noch weiter abfällt, wenn ein Herzinfarkt unmittelbar bevorsteht.[27] Dabei begann der allmähliche Abfall eine Stunde vor dem Auftreten des Herzinfarkts; die HRV sank dann zwei Minuten vor dem Ereignis sogar noch deutlicher und während des Infarkts selbst wurde die Vagusaktivität nahezu vollständig eingestellt. Das Absinken der HRV und der korrespondierende Herzinfarkt standen auch in einem engeren Zusammenhang mit Aktivitäten, die mit psychischem Stress einhergehen, und bestätigten damit die Ergebnisse früherer Studien, die auf eine Verbindung zwischen verminderter parasympathischer Aktivität, psychischen Belastungen und Herzinfarkten hinwiesen.[28] Und laut einer weiteren Studie fällt das Ende des Ereignisses selbst mit der wiederkehrenden Vagusaktivität zusammen.[29]

Azidose

Die Aktivierung der Stressreaktion, das Ausklinken des parasympathischen Nervensystems und die Freisetzung von Adrenalin (Epinephrin) führen dazu, dass das Herz seine Energiebildung verändert. Es bevorzugt ja normalerweise *Fett* als Hauptenergiequelle (eine Tatsache, die im Widerspruch zu den Gesundheitsratschlägen steht, in denen 60 Jahre lang behauptet wurde, Nahrungsfett sei schlecht für das Herz).[30] Die Freisetzung von Adrenalin infolge der Stressreaktion führt jedoch dazu, dass das Herz die Verbrennung von *Glukose* anstatt des bevorzugten Systems der Fettverbrennung zur Energiegewinnung nutzt.

Die Fettverbrennung liefert mehr Energie, der Prozess verläuft jedoch langsamer. Zieht man in Betracht, dass die Stressreaktion dazu gedacht ist, uns die Flucht vor einer Gefahr oder den Kampf gegen einen Angreifer zu ermöglichen, so überrascht es nicht, dass es dadurch zu dieser Verschiebung hin zum Glukosestoffwechsel kommt; dieses System stellt Energie schneller zur Verfügung – allerdings hat es einen Preis: die rasche Bildung von Milchsäure.

Alle Sportler sind sich über die Auswirkungen von Milchsäure im Klaren. Bei anstrengenden Übungen reichert sie sich als eine Art Stoffwechselnebenprodukt in den Muskeln an. Bildet sie sich schneller, als der Körper sie abbauen kann, kommt es in den arbeitenden Muskeln zu einem brennenden Gefühl. Schließlich führt die Milchsäure zur Ermüdung der Muskeln sowie zur Verminderung ihrer Kontraktionsfähigkeit und die Leistung sinkt.

Das vorübergehende Umschalten des Herzens auf die Glukoseverbrennung als Teil der Stressreaktion funktionierte bei unseren Vorfahren vermutlich gut, denn es ermöglichte ihnen, mit unmittelbaren Bedrohungen umzugehen. Eine wiederholte oder dauerhafte Aktivierung der Stressreaktion kann jedoch zu einer erheblichen Veränderung der biochemischen Prozesse im Herzen führen und es kommt dann zu einer Übersäuerung des Herzmuskels.[29,31] Diese Azidose hindert die Kalziumionen an der Aktivierung der Kontraktion.[32] Infolgedessen wird die Durchblutung der Herzmuskelzellen beeinträchtigt und das führt zum Zelltod (Herzinfarkt).[29]

Die Azidose könnte in Verbindung mit anderen Faktoren der Stressreaktion auch eine Gefäßdehnung verursachen, was die Arterieninnenwand schädigen würde. Die Azidose könnte zu einer Erweiterung der Blutgefäße führen, während die Aktivierung des sympathischen Nervensystems gleichzeitig die Blutgefäße verengt.[33] Dieses simultane Ziehen und Drücken an den Gefäßen könnte zu einer Gefäßdehnung führen und die Schubspannung in den Arterien erhöhen. Solche Veränderungen in der Strömungsdynamik könnten zusätzlich zu den Veränderungen der Durchblutung infolge des geschädigten Herzmuskelgewebes auftreten.

Einige Forscher haben festgestellt, dass der biomechanische Stress die wichtigste Ursache einer Arterieninnenwandschädigung ist.[34] Sobald diese Schädigung auftritt, bildet sich ein Blutgerinnsel in der Arterie und der Reparaturprozess wird in Gang gesetzt. Kommt es wiederholt zu einem Schaden, werden andere Substanzen wie Leukozyten, Cholesterin und weitere, die sich um das Problem kümmern, an die entsprechende Stelle geschickt. Die Kombination der verschiedenen Substanzen, die sich dann alle in der Arterienwand ansammeln, führt zur

Plaquebildung und verursacht die charakteristische koronare Arterienerkrankung.

Forscher kennen die Azidosetheorie für Herzinfarkte schon eine ganze Weile. Dr. L. H. Opie von der kardiovaskulären Abteilung des *Medical Research Council* in London, der 1971 für das *British Heart Journal* schrieb, äußerte Folgendes: „Es ist ernüchternd, wenn man sich wieder ins Gedächtnis ruft, dass viele der wichtigen Stoffwechselveränderungen in der experimentellen myokardialen Infarzierung (also bei Herzinfarkten) seit mehr als dreißig Jahren bekannt sind.“[35] Tatsächlich reichen Forschungsarbeiten, die eine Azidose des Herzens und ihren Zusammenhang mit Herzinfarkten beschreiben, bis ins Jahr 1925 zurück.[36,37]

Falls es noch irgendwelche Zweifel daran gibt, dass Stress die Hauptursache von Herzinfarkten und Todesfällen ist: Eine 2012 in der Fachzeitschrift *Circulation* veröffentlichte Studie erforschte den Einsatz der transzendentalen Meditation bei Menschen mit Herzerkrankungen.[38] Die Probanden wurden in zwei Gruppen eingeteilt; eine Gruppe meditierte zweimal täglich 20 Minuten lang, während die andere (als „Gesundheitserziehungsgruppe“ bezeichnete) angewiesen wurde, die gleiche Zeitspanne mit anderen gesundheitsfördernden Aktivitäten wie Zubereitung gesunder Mahlzeiten, Sport oder nicht weiter spezifizierter Entspannung zu verbringen.

Nach fünf Jahren Verlaufskontrolle hatten 31 Prozent der Probanden aus der Gesundheitserziehungsgruppe entweder einen Herzinfarkt oder Schlaganfall gehabt oder waren verstorben; im Vergleich dazu waren es bei den Teilnehmern der Meditationsgruppe 20 Prozent, was einer mit der Meditation einhergehenden absoluten Risikominderung um 11 Prozent entsprach und damit über den mit den üblichen gesundheitsfördernden Aktivitäten verbundenen Vorteilen lag.

Diese Studie war ein Testlauf zur Sekundärprävention, das heißt, die Probanden waren zu Beginn der Studie bereits mit einer Herzerkrankung diagnostiziert. Studien zur Sekundärprävention mit Statinen haben, wie bereits ausgeführt, ergeben, dass Cholesterinsenker normalerweise das Herzinfarktrisiko und die Todesfälle aufgrund anderer Ursachen um etwa 1 bis 2 Prozent senken[2,39]; die 1994 abgeschlossene 4S-Studie, die eine absolute Risikosenkung bei der Sterblichkeit aufgrund anderer Ursachen von etwa 4 Prozent ergab, war dabei die große Ausnahme. Keine andere klinische Studie mit Statinen kommt seither auch nur in die Nähe der Risikosenkung, die in der 4S-Studie erzielt wurde.[40]

Die Datenlage lässt vermuten, dass Meditation für zweimal täglich 20 Minuten zwischen fünf und elf Mal wirksamer ist als die Einnahme eines Statins (je nachdem, welche klinische Statinstudie wir zum Vergleich heranziehen). Dennoch bleiben führende Gesundheitsexperten dabei, dass Stress keine Ursache für Herzerkrankungen sei, und es gibt keine öffentlich geförderten gesundheitlichen Anreize zur Unterstützung des Stressmanagements.

Es ist eindeutig, dass eine übermäßige Aktivierung der Stressreaktion Herzkrankheiten und Herzinfarkte verursacht, auch wenn das aktuell noch von vielen Fachleuten und Gesundheitsbehörden ignoriert wird – sehr wahrscheinlich infolge einer direkten oder unterschwelligen Beeinflussung vonseiten der Pharmaindustrie.

Der Präventionsplan für Herzerkrankungen in Kapitel 8 enthält Informationen zum Stressabbau. Es ist wichtig, dass man den Stress in den Griff bekommt, bevor das Erschöpfungsstadium erreicht ist. Denn dann wird es deutlich schwieriger, mit der Situation fertig zu werden. Zum Beispiel wird in Kapitel 7 die Bedeutung von Magnesium bei Herzerkrankungen besprochen. Magnesium ist ein unglaublich wichtiger Nährstoff für das Herz, und viele Menschen haben zweifellos einen Magnesiummangel. Nahrungsergänzungen mit Magnesium sollten jedoch bei angeschlagenem Verdauungssystem nicht genommen werden; dieses kann etwa durch Stress geschwächt werden. Daher sollte der Stressabbau ein fundamentaler Faktor in jedermanns Konzept zur Prävention von Herzerkrankungen sein.

Das Immunsystem

Mikroorganismen und Sporen gelangen über die Luftwege, die Haut und das Verdauungssystem in den Körper. Er wird oft dadurch damit fertig, dass er sie an andere Substanzen bindet, um sie zu deaktivieren oder zu entfernen. Tatsächlich sind LDL-Partikel (das sogenannte „schlechte“

Cholesterin) an diesem Prozess beteiligt.[3] Zu den größten mikrobiellen „Invasionen" gehören manchmal verschiedene Partikel, die aneinanderkleben und Aggregate bilden, Komplexe, die aus größeren, an der Immunreaktion beteiligten Substanzbündeln bestehen. Diese Komplexe werden von bestimmten Leukozyten, den sogenannten Makrophagen, umflossen.

Wenn das Immunsystem gut funktioniert, wird der Inhalt der Makrophagen zerstört und es kommt nicht zu Schädigungen. Ist das Immunsystem jedoch beeinträchtigt, können diese Komplexe in den *Vasa vasorum* der Arterien, den kleinsten Arterien (und Venen), die man in der Wand größerer Blutgefäße findet, eingeschlossen werden.[41]

Die Koronararterien versorgen (zusammen mit den Blutgefäßen, die den Kollateralkreislauf bilden) das Herz mit Blut und Sauerstoff. Doch die Wände der Koronararterien sind so groß, dass sie einen eigenen Kreislauf benötigen. Dieser wird durch die *Vasa vasorum* (wörtlich „die Gefäße der Gefäße") bereitgestellt. Sie bestehen aus kleinen sich verzweigenden Gefäßen, die etwas von dem Blut „abzapfen", das durch die Arterien fließt, und es in die Arterienwand selbst leiten. Wegen der geringen Größe der *Vasa vasorum* werden Komplexe, die Mikroben enthalten, am ehesten dort eingeschlossen und verursachen eine Verstopfung. Dies unterbricht die Blut- und Sauerstoffversorgung der Arterienwand und es kommt zu einem lokalen Zelltod innerhalb der Wand.

Wenn Mikroorganismen und andere Inhalte der Komplexe in ein Gebiet von abgestorbenem Gewebe gelangen, können weitere Schäden auftreten. Schließlich bildet sich ein Mikroabszess in der Arterienwand, der genauso aussieht und dieselben Substanzen enthält wie die arteriellen Plaques, die wir besser kennen. Wenn der Abszess reißt, wird der Inhalt in die Arterie freigesetzt und der Körper reagiert mit der Bildung eines Blutgerinnsels. Blockiert dieses die Arterie völlig, kann es einen Herzinfarkt verursachen oder dazu beitragen.

Diese Theorie über einen der Wege, die zu Herzinfarkten führen können, stammt von Dr. Uffe Ravnskov, einem unabhängigen Forscher aus Schweden, der in vielen der weltweit renommiertesten medizinischen Fachzeitschriften mehr als 150 kritische Artikel über die Cholesterinhypothese veröffentlicht hat.[42] Dr. Ravnskov ist der Autor des Klassikers

„Mythos Cholesterin. Die größten Irrtümer“[43], der in medizinischen Kreisen buchstäblich ein Feuer verursachte und eine heftige Debatte auslöste: Als das Buch im Jahr 2000 erstmals veröffentlicht wurde, zündete man es während einer Liveübertragung des Fernsehens vorsätzlich an. Als so massiv wurde die Kampfansage an das Dogma verstanden, in das das Thema Herzerkrankungen bisher eingemauert war.

Man kann durchaus sagen, dass Dr. Ravnskovs Buch Zehntausende von Forschern dazu anregte, die Ursachen von Herzerkrankungen noch einmal neu zu überdenken, und diese Forscher haben ihre Informationen durch ihre nachfolgende Arbeit wiederum an Hunderttausende Menschen weitergegeben. Dr. Ravnskovs Arbeit war von zentraler Bedeutung für das Bemühen, Menschen weltweit über die Fehlinformationen, die über Cholesterin und gesättigte Fette verbreitet wurden, zu informieren.

Im Jahre 2009 veröffentlichte Dr. Ravnskov zusammen mit Koautor Dr. Kilmer McCully einen ausführlichen Artikel, in dem sie erklärten, inwiefern Infektionen und das Immunsystem ursächlich an Herzkrankheiten beteiligt sein können.[44] Nach dem Durchforsten der medizinischen Literatur führten sie eine Reihe verblüffender Erkenntnisse an. Sie konstatierten …

- … das häufige Auftreten von Schäden an Arterien bei Patienten, die an Typhus starben[45]
- … einen Zusammenhang zwischen dem Grad der arteriellen Plaques und der Dauer der vorausgegangenen Infektion bei Menschen, die an einer Infektionskrankheit verstorben waren[46]
- … die Zunahme von kardiovaskulären Todesfällen während Influenza-Epidemien[47]
- … das Vorliegen einer Infektionskrankheit unmittelbar vor einem kardiovaskulären Ereignis bei einem Drittel der Herzinfarkt- und Schlaganfallpatienten[48]
- … Zahnprobleme aufgrund einer Infektion und einer Bakteriämie (Bakterien im Blut), die mit einem erhöhten Herz-Kreislauf-Erkrankungsrisiko einhergehen.[49,50]

Außerdem ergab eine 2016 veröffentlichte große Studie einen engen Zusammenhang zwischen einem allgemeinen Marker für das Immunsystem und einer Herzerkrankung:[51] Immunglobulin G (IgG), ein wichtiger Antikörper, der bei Vorliegen eines Eindringlings freigesetzt wird, schützt den Körper vor bakteriellen und viralen Infektionen. Es wurde festgestellt, dass Menschen mit einem *höheren* IgG-Spiegel vor kardiovaskulären Problemen geschützt sind. Der stärkste Bezug wurde zwischen hohen Werten von IgG und einer geringeren Auftretenshäufigkeit von Herzerkrankungen beobachtet. Der leitende Wissenschaftler Dr. Ramzi Khamis, beratender Kardiologe und unabhängiger klinischer Forscher am *National Heart and Lung Institute* am *Imperial College* in London, äußerte sich so: „Der Zusammenhang zwischen einem stärkeren, stabileren Immunsystem und dem Schutz vor Herzinfarkten ist eine wirklich spannende Erkenntnis."[52]

Die Faktoren, die mit dem Thema Immunsystem und Herzkrankheiten zusammenhängen, können jedoch nicht isoliert betrachtet werden. Dr. Ravnskov stimmt der Auffassung zu, dass viele andere Faktoren mit dem Immunsystem in Wechselwirkung stehen[33], insbesondere Stress, da die Stressreaktion das Immunsystem schwächt. Aber auch der Ernährungszustand, eine Übersäuerung des Herzens, das Natrium-Kalium-Gleichgewicht und Umweltgifte wirken mit dem Immunsystem und dem Herzerkrankungsrisiko zusammen.

Das Immunsystem ist also ein weiterer wichtiger Aspekt bei Herzerkrankungen, der gegenwärtig von den Gesundheitsbehörden, den klinischen Richtlinien und den von den Ärzten angewendeten Risikobewertungen vollkommen außer Acht gelassen werden.

Umweltfaktoren

Bei der Besprechung des Risikos einer Herz-Kreislauf-Erkrankung im Rahmen eines Arztbesuchs wird das Thema Umwelt wahrscheinlich nicht angeschnitten. Das mag daran liegen, dass man gegen die mit der Umweltverschmutzung einhergehenden Risiken nicht einfach eine Tablette „einwerfen" kann; fairerweise muss auch gesagt werden, dass sie schwer zu bestimmen sind und viele weitere Faktoren wie Stress, Lebensweise, Ernährung, sozioökonomischer Status und andere eng damit zusammenhängen.

Es ist oft schwer herauszuarbeiten, woher der *hauptsächliche* Anteil des Krankheitsrisikos kommt. Es ist zum Beispiel unbestritten, dass das Leben in der Stadt, verglichen mit dem Leben auf dem Land, im Allgemeinen ein größeres Herzerkrankungsrisiko birgt. Doch woher kommt die Gesundheitsgefährdung, die mit dem Leben in der Stadt einhergeht? Die Umweltverschmutzung in der Stadt mag vielleicht höher sein; das Stadtleben könnte aber für manche Menschen auch mit mehr Stress einhergehen; ein hohes Lebenstempo könnte zu einer schlechten Ernährung oder anderen ungesunden Gewohnheiten führen ... Menschen, die in einer *ländlichen* Gegend leben, könnten sich stärker in die Gemeinschaft eingebunden und emotional mehr unterstützt fühlen.

Trotz dieser Zweifel, dass die Risiken genau auseinanderzudividieren sind, weisen genügend Daten aus der ganzen Welt auf Umwelteinflüsse als reale und erhebliche relevante Faktoren in Bezug auf Herzerkrankungen hin.

Das Passivrauchen

Wenn wir von Umweltverschmutzung sprechen, so denken wir wohl am ehesten an die Emissionen der Energiewirtschaft und an Abgase von Kraftfahrzeugen. Hier ist jedoch auch ein anderer Umweltschadstoff zu erwähnen, den wir dieser Kategorie vielleicht nicht sofort zuordnen, nämlich die Belastung des Körpers durch Tabakrauch aus der Umgebungsluft, das sogenannte Passivrauchen. Auch wenn sich dieses Problem gegenüber früheren Zeiten durch das gesetzliche Rauchverbot an öffentlich zugänglichen Orten in vielen Ländern verringert haben mag, ist es für manche Menschen noch immer ein erhebliches Risiko.

Groß angelegte Studien haben ergeben, dass Passivrauchen das Risiko von Herz-Kreislauf-Erkrankungen im Vergleich zu den Menschen, die dem Rauch nicht ausgesetzt sind, um etwa 25 Prozent erhöht.[53] Leider werden bei dieser Art von Studien die Ergebnisse tendenziell eher nur als relative anstatt als absolute Prozentzahlen veröffentlicht. Die Risikoerhöhung von 25 Prozent hängt davon ab, wie hoch das ohnehin bereits vorhandene Risiko ist. Hat zum Beispiel jemand schon ein solches Grundrisiko von 10 Prozent, innerhalb der nächsten fünf Jahre einen Herzinfarkt zu bekommen, könnte dieses Risiko durch Passivrauchen auf 12,5 Prozent erhöht werden. Und wenn jemand ein Grundrisiko von 4 Prozent hat, könnte sich das Herzinfarktrisiko auf lediglich 5 Prozent erhöhen. Ohne absolute Prozentzahlen ist es schwierig, die tatsächlichen Risiken für einzelne Bevölkerungsgruppen genau zu beziffern.

Im Allgemeinen können wir sagen, dass Risiken auftreten, wenn man dem Passivrauchen etwa 10 Jahre lang bei durchschnittlich 20 Zigaretten am Tag ausgesetzt war.[3] Wir wissen auch, dass 70 bis 80 Prozent der Todesfälle, die dem Passivrauchen zugeschrieben werden, auf Herzkrankheiten und weniger als 5 Prozent auf Lungenkrebs zurückzuführen sind.[54] Somit können wir konstatieren, dass die Gewebe des Herz-Kreislauf-Systems empfindlicher für Schäden durch Umweltchemikalien und Schadstoffe sind als jeder andere Bereich des Körpers.

Partikel aus der Umgebungsluft

Unter Verschmutzung der Umgebungsluft versteht man alle festen oder flüssigen Schwebeteilchen, die sich in der Luft befinden, wie Rauch, Abgase, Ruß und andere Abfallprodukte der Verbrennung. Auch natürliche Partikel wie verwehter Staub, Pollen und Sporen gehören dazu.

Manche dieser Schadstoffe sind Primärpartikel, die direkt aus Abgaskaminen und den Endstücken von Auspuffrohren kommen, andere hingegen sind Sekundärpartikel wie Sulfate und Nitrate aus der Kondensation von verdunsteten Stoffen oder von Nebenprodukten der Oxidation von Gasen in der Atmosphäre.[55] Daher kann die Umgebungsluft eine große Bandbreite oder Mischung von Schadstoffen aus verschiedenen Quellen enthalten.

Die Partikel sind durch ihre aerodynamischen Eigenschaften gekennzeichnet, die als aerodynamischer Durchmesser in Mikrometern (μm) gemessen werden. [Der aerodynamische Durchmesser ist eine abstrakte Größe zur Beschreibung des Verhaltens eines gasgetragenen Partikels, zum Beispiel eines in der Luft schwebenden Staubteilchens; Anm. d. Übers., nach Wikipedia.] In Tabelle 5.2 sind die häufig in der Umgebungsluft vorkommenden Teilchen und ihre jeweilige Größe zusammengefasst.

Tabelle 5.2: Die Komponenten der Umgebungsluft in µmol/l

	Ultrafein (0.001–0.1)	**$PM_{2,5}$ (0,1–2,5)**	**PM_{10} (>2,5)**
Zusammensetzung	primäre Verbrennungsprodukte	Ansammlungen von UFP (ultrafeinen Partikeln) und Dämpfen; enthalten den größten Teil aller Sulfate, Ammoniumverbindungen, Kohlenwasserstoffe und toxischen Metallen	Staub, Materialien des Bodens, Endotoxin, Blütenstaub, Pilzsporen, pflanzliche Ablagerungen, Oxide von Si, Fe, Ca, Al
Ursprung	frische Emissionen und sekundäre;	Gas-zu-Partikel-Konversion, Kernbildung und Kondensation	Suspension in der Luft, im Meer, in Spritzwasser, beim Abschleifen *(grinding)* und bei Erosion
	fotochemische Bildung		
Quelle	Diesel (20–30 nm)	Verbrennungspartikel, Smog, Diesel, Benzin	Verwehung von Bodenerde, Landwirtschaft und Tagebau, Vulkane, Pflanzen
	Benzin (20–60 nm)		
Lebenszeit	Minuten bis Stunden	Tage	Stunden bis Tage
Biologische Durchdringung	Alveolen und systemischer Kreislauf	tiefe Lunge	extrathorakale und obere Bronchialregionen

Adaptiert aus Bhatnagar, A.: "Environmental cardiology: studying mechanistic links between pollution and heart disease", in: *Circ. Res.* 2006 / 99, S. 692–705

Mitte der 1980er-Jahre wiesen Studien zur Ablagerung und Entfernung von Partikeln im Atemwegssystem sowie Studien zur Physik und Chemie der Atmosphäre darauf hin, dass *kleinere* Partikel möglicherweise mit *größeren* Gefahren für die Gesundheit einhergehen. Partikel, die mit der Atemluft aufgenommen werden können, wurden als Feststoffteilchen/Feinstaub mit einer Größe von weniger als 10 µm aerodynamischem Durchmesser (PM_{10}) definiert. Und seit den 1990er-Jahren gibt es Anhaltspunkte dafür, dass selbst kleinere Partikel unter 2,5 µm ($PM_{2,5}$) in der Lage sind, in die Regionen der Lungenalveolen, in denen der Gasaustausch stattfindet, einzudringen, möglicherweise besonders gesundheitsschädlich sind.[58]

In einer Reihe von Studien wurden moderate Steigerungen der Verschmutzung in Form von $PM_{2,5}$ mit einem Anstieg von Herzerkrankungen und Todesfällen durch Herzkrankheiten in Verbindung gebracht.[56-59] Das erhöhte Risiko liegt normalerweise bei ungefähr 18 bis 28 Prozent, doch *eine* Studie ergab tatsächlich, dass Frauen gegenüber Männern ein wesentlich größeres Risiko haben.[60] Moderate Erhöhungen von $PM_{2,5}$ sind auch mit Veränderungen der Herzfrequenzvariabilität (hauptsächlich Verminderungen) in Zusammenhang gebracht worden.[61-64]

Probleme, die mit Luftverschmutzung einhergehen, sind keineswegs belanglos. Eine 2016 aktualisierte Studie der Weltgesundheitsorganisation WHO ergab, dass mehr als 80 Prozent der Menschen, die in städtischen Gebieten leben, in denen die Verschmutzung überwacht wird, Verschmutzungsgraden ausgesetzt sind, die die WHO-Grenzwerte überschreiten.[65] Die Studie beinhaltete Daten von 3000 Städten in 103 Ländern. Alle Gegenden der Welt sind beeinträchtigt, allerdings sind Städte mit einer niedrigen Einkommensstruktur erwartbar stärker betroffen; 98 Prozent der Städte in Ländern mit einem niedrigen bis mittleren Einkommen überschreiten die WHO-Grenzwerte der Luftqualität; im Vergleich dazu sind es 56 Prozent der Städte in Ländern mit einem hohen Einkommen.

Die Tatsache, dass die meisten Menschen weltweit Luft einatmen, die als gesundheitsschädlich gilt, sollte häufiger thematisiert werden. Die WHO konstatiert: „Mit der Abnahme der Luftqualität in den Städten steigt das Risiko für Schlaganfälle, Herzerkrankungen, Lungenkrebs sowie chronische und akute Erkrankungen der Atemwege, einschließlich Asthma."

Sonnenwind und geomagnetische Stürme

Die Biologie des Menschen harmoniert natürlicherweise in vielerlei Form mit der Sonne. Die Stoffwechselaktivitäten passen zu dem von der Sonne beeinflussten Temperaturbereich auf der Erde, während die größtmögliche Empfindlichkeit des Auges an die grünen Wellenlängen angepasst ist, den Teil des Spektrums, bei dem die elektromagnetische Strahlung der Sonne ihr Maximum erreicht.[66] Daher könnten relative kleine Veränderungen in der Sonnenaktivität eine erhebliche Wirkung auf die Gesundheit des Menschen haben.

Ein koronaler Massenauswurf (CME, von engl. *coronal mass ejection*) ist ein Ausbruch von Sonnenwind, der das Erdmagnetfeld stören kann, wenn es davon erfasst wird. In manchen Ländern können die nördlichen Polarlichter (*Aurora borealis*) Zeugnis davon ablegen. Die mit einem CME einhergehende Zunahme der geomagnetischen Energie erhöht nachweislich die Anzahl von Herzinfarkten und Schlaganfällen. Erstaunlicherweise hat die Wissenschaft seit etwa 1920 davon Kenntnis. Damals wurde in einem Artikel der *New York Times* über die Arbeit französischer Ärzte berichtet, die herausgefunden hatten, dass sich Sonnenflecken auf das Herz, die Leber, den Darm und die Blutgefäße auswirken.[67] Die Arbeit wurde später von dem Forscherehepaar Bernhard und Gertraud Düll weiterentwickelt[68] und der Zusammenhang zwischen erhöhter Sonnenaktivität und zunehmenden Herzinfarkten und Schlaganfällen wurde unter anderem durch Studien in Russland[69], Mexiko[70], Kuba[71], Litauen[72] und den Vereinigten Staaten[73] bestätigt.

Im Allgemeinen wurde in diesen und anderen Studien an Tagen mit erhöhter Sonnenaktivität eine 10- bis 12-prozentige Steigerung des Herzinfarktrisikos festgestellt. Die meisten dieser Studien wurden im Rahmen der Sekundärpräventionsforschung gemacht und untersuchten die Wirkung auf Menschen, die bereits ein irgendwie geartetes Herzproblem hatten. Es hat den Anschein, dass das erhöhte Risiko nur auf Menschen zutrifft, die ein zugrunde liegendes Problem oder bereits ein unangemessen belastetes Herz-Kreislauf-System haben. Bei solchen Menschen ist an Tagen mit größerer Sonnenaktivität die Wahrscheinlichkeit eines Herzinfarkts relativ gesehen um 10 bis 12 Prozent höher. Die Auswirkungen auf das Herz scheinen in diesem Fall wieder mit der Herzfrequenzvariabilität zusammenzuhängen.[73,73,74]

Wenngleich geomagnetische Wirkungen wahrscheinlich keine *primäre* Ursache einer Herzerkrankung sind, lohnt es sich, auf diese Risiken hinzuweisen; liefern sie doch ein weiteres Beispiel dafür, dass eine Herzerkrankung nicht nur in einem einfachen Problem mit den „Leitungen" besteht und dass das Herz-Kreislauf-System (wie alle Körpersysteme) von subtilen Energien beeinflusst wird, die wir jedoch noch nicht ganz verstehen.

Kapitel 6

Das Coenzym Q10 und die „Energiefabrik" des Herzens

Das Herz erhält seine Energie hauptsächlich aus winzigen Energie erzeugenden „Fabriken", den sogenannten Mitochondrien, die sich im Herzmuskel selbst befinden. (Abb. 6.1, S. 102) Da es einen hohen Energiebedarf hat, gibt es dort mehr Mitochondrien als irgendwo sonst im Körper. Jede Herzmuskelzelle enthält ein paar Tausend davon und diese Mitochondrien machen etwa 40 Prozent des Innenraums von Herzzellen aus.

Über eine komplexe Abfolge von biochemischen Reaktionen verwandeln Mitochondrien die Nahrung, die wir zu uns nehmen, zusammen mit Sauerstoff in Energie. Mithilfe der in der Matrix der Mitochondrien enthaltenen Substanzen bilden diese „Energiefabriken" eine Energieform, die der Körper nutzen kann und deren Einheiten als Adenosintriphosphat (ATP) bezeichnet werden.

ATP wird oft als die unangefochtene „Energiewährung" des Körpers beschrieben. Es liefert die Energie für nahezu alle biologischen Funktionen, einschließlich Wachstum, Bewegung, Entgiftung und elektrischer Signale.

Die Funktion der Mitochondrien ist ein wichtiger Aspekt für die Herzgesundheit; wenn sie gut funktionieren, pumpt das Herz das Blut mit hoher Leistungsstärke durch den Körper, und das ist etwas, dem im Hinblick auf eine Herzinsuffizienz große Bedeutung zukommt.[1]

Es ist nachvollziehbar, dass es eine Reihe von Faktoren gibt, die Einfluss auf die Funktion der Mitochondrien und damit auf die Kraft des Herzens nehmen können. Leider und auch überraschenderweise besteht bislang kein großes Interesse daran, bei Herzinsuffizienz eine Funktionsstörung der Mitochondrien zu untersuchen.[2] Davon ausgenommen ist die Erforschung von Coenzym Q10 (CoQ10), das Auswirkungen sowohl auf die potenziellen Ursachen einer Herzkrankheit als auch auf die Gefahren der Cholesterinsenker hat.

CoQ10 ist eine natürlich vorkommende vitaminähnliche Substanz, die ein wesentlicher Bestandteil der ATP-Bildung ist. CoQ10 ist an der Umwandlung von Zuckern und Fetten in diese nutzbare Energieform beteiligt. Daher sind die Mitochondrien zur ordnungsgemäßen Funktion auf ausreichende Mengen CoQ10 angewiesen und zudem gibt es im Herzen, das – wie erwähnt – mehr Mitochondrien als andere Körperzellen besitzt, auch die höchste Konzentration von CoQ10.

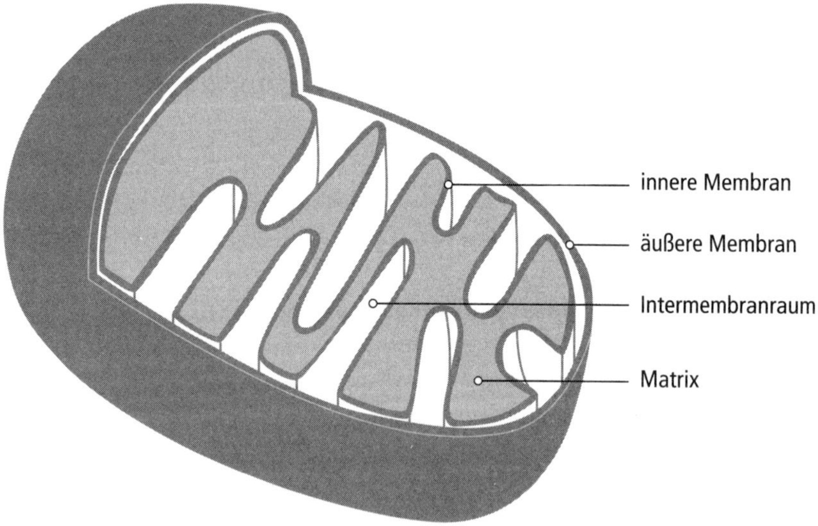

Abbildung 6.1: Die Grundstruktur der Mitochondrien

Der CoQ10-Spiegel im Körper nimmt mit zunehmendem Alter ab (s. Abb. 6.2). Bis zum dreißigsten Lebensjahr hat sich die Verfügbarkeit von CoQ10 bereits deutlich verringert. Auch manche Krankheiten sowie physischer und psychischer Stress können den CoQ10-Bedarf erhöhen. Und es ist allgemein bekannt, dass (wie weiter oben bereits erwähnt) cholesterinsenkende Medikamente die Bildung von CoQ10 in allen Zellen blockieren.

Insgesamt gibt es gute Gründe anzunehmen, dass nahezu jeder, der wegen einer Herzkrankheit in Sorge ist, durch den natürlichen CoQ10-Rückgang aufgrund seines Alters, einer stressbedingten Verarmung, einer bestimmten Erkrankung oder der Einnahme von Statinen einen gewissen CoQ10-Mangel hat.

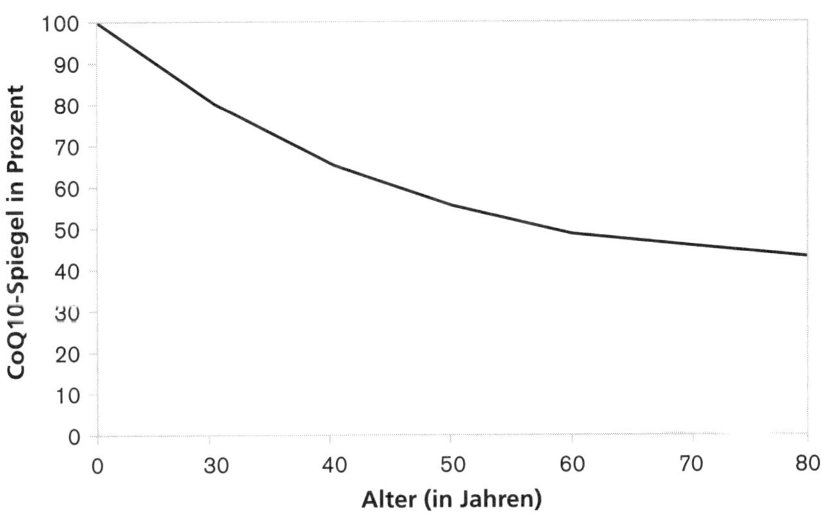

Abbildung 6.2: Altersbedingte Abnahme des CoQ10-Spiegels im Herzgewebe. Adaptiert aus Mantle, D.: "Coenzyme Q10 and cardiovascular disease: an overview", in: *Br J Cardiol* 2015 / 22, S. 160.

Coenzym Q10 als Nahrungsergänzungsmittel

Es gibt inzwischen deutliche Hinweise, die den Nutzen einer Ergänzung mit CoQ10 für das Herz bestätigen. Einige der spektakulärsten Ergebnisse zeigte eine 2013 veröffentlichte schwedische Studie, an der 440 Menschen zwischen 70 und 80 Jahren teilnahmen. Sie wurden in zwei Gruppen eingeteilt, von denen eine Gruppe ein Placebo erhielt und die andere Selen- und CoQ10-Ergänzungen bekam.[3] Nach fünf Jahren betrug die Sterblichkeit aufgrund einer Herz-Kreislauf-Erkrankung bei den Probanden der Placebo-Gruppe 12,6 Prozent, bei der Selen- und CoQ10-Gruppe dagegen nur 5,9 Prozent. Dieser deutliche Rückgang ist erheblich höher als jeder, den man je bei einer klinischen Statin-Studie beobachtet hat.

Wie bereits erwähnt, ergaben manche klinische Studien mit Cholesterinsenkern einen Rückgang der Sterblichkeit rein rechnerisch um etwa 1 oder 2 Prozent, bei anderen kam es zu gar keinem Rückgang.[4,5] Zudem haben die Statine für ältere Menschen nachweislich noch weniger (genau genommen: gar keinen) Nutzen. Die schwedische Studie, bei der Selen und CoQ10 verabreicht wurden, zeigte einen rein rechnerischen Rückgang der Sterblichkeit an Herz-Kreislauf-Erkrankungen von 6,5 Prozent, eine Risikosenkung, von der die Befürworter von Statinen nur träumen können.

Ältere Menschen sind gegenüber den Nebenwirkungen der Statine noch empfindlicher, insbesondere, weil sie zu einer CoQ10-Verarmung führen. Es gibt auch einen sehr engen und bestens bekannten, bei Senioren offensichtlichen Zusammenhang zwischen einem niedrigen Cholesterinspiegel und einer erhöhten Anzahl von Krebstod und Todesfällen aufgrund anderer Ursachen, wobei ergänzend verabreichtes CoQ10 eine Schutzwirkung gegenüber Krebs haben könnte.[6,7] Wie wir es auch drehen und wenden, die Ergänzung mit CoQ10 bietet älteren Menschen eine viel bessere Perspektive als die Statine.

Die Probanden der schwedischen Studie, die Selen und CoQ10 bekamen, schnitten auch bei verschiedenen Herzfunktionstests besser ab als die Probanden der Placebogruppe; das bestätigt ein weiteres Mal den mit Nährstoffen einhergehenden Gesamtnutzen.

Coenzym Q10 und Selen

Zwar wird CoQ10 in geringem Maße mit der Ernährung aufgenommen, doch etwa 75 Prozent des Bedarfs werden im Körper selbst gebildet, hauptsächlich in der Leber. Für die Synthese von CoQ10 muss eine Reihe von Aminosäuren, Vitaminen und anderen Nährstoffen vorhanden sein.

Es gibt zwei verschiedene Formen von CoQ10, das Ubiquinon (die oxidierte Form) und das Ubiquinol (die reduzierte Form)[3]; beide sind wichtig und jede von ihnen wird ganz elegant mithilfe von Selen im Körper in die jeweils andere Form recycelt.[8] Das hilft bei der Erklärung des in der schwedischen Studie beobachteten Nutzens; die Zugabe von Selen erhöhte wahrscheinlich die Wirksamkeit, das heißt, die Resorption von CoQ10.[3]

Der Anteil, der dabei dem Selen zuzuschreiben wäre, ist schwer feststellbar. Ein *niedriger* Selenspiegel ist bereits mit einem erhöhten Herzerkrankungsrisiko und einer kürzeren Lebensdauer in Zusammenhang gebracht worden, ein *höherer* Spiegel dagegen mit weniger Krebserkrankungen.[9,10] Diese Daten beruhen jedoch nur auf Beobachtungsstudien, sollten also mit einer gewissen Vorsicht interpretiert werden.

In der Tat zeigt die Ergänzung mit Selen nachweislich eine U-förmige Kurve; Menschen mit einem niedrigen Selenspiegel profitieren davon, doch bei Menschen mit einem passenden oder hohen Spiegel kann es zu Nebenwirkungen durch das zusätzliche Selen kommen.[11]

Die schwedische Bevölkerung ist für einen niedrigen Selenspiegel bekannt[11,12], daher konnte wahrscheinlich in diesem Fall zumindest ein Teil des in der Studie beobachteten Nutzens dem Selen zugeschrieben werden. Wenn es jedoch um eine allgemeingültige Therapierichtlinie geht, so könnte die generelle Ergänzung mit Selen eine für die Schweden geeignete Maßnahme sein, aber nicht unbedingt für andere Bevölkerungsgruppen.

Positive Wirkung von Coenzym Q10 bei Herzinsuffizienz

Bei einer Stauungsinsuffizienz ist das Herz nicht in der Lage, genügend Blut durch den Körper zu pumpen. In den 1970er-Jahren führten Per Langsjoen, Karl Folkers und Gian Paolo Littarru wegweisende Studien über CoQ10 und Herzinsuffizienz durch. Sie stellten fest, dass der CoQ10-Spiegel im Blut und im Herzgewebe bei Menschen mit einer Herzinsuffizienz niedriger war. Später schlossen Per Langsjoen, sein Sohn Peter und Karl Folkers die erste klinische Studie auf diesem Gebiet ab, an der 144 Patienten mit einer Herzinsuffizienz teilnahmen, die sechs Jahre lang nachbeobachtet wurden.[13] Die Ergebnisse erwiesen sich als äußerst ermutigend und zeigten bei 85 Prozent der Patienten eine Verbesserung.

Dr. Peter Langsjoen setzt in seiner Kardiologiepraxis in Tyler im Bundesstaat Texas seit vielen Jahren CoQ10 bei Herz-Kreislauf-Erkrankungen ein und hat eine Reihe von Artikeln darüber veröffentlicht.[14,15] Insgesamt gibt es nun umfassende und zunehmende Belege für die Wirksamkeit von CoQ10 bei der Behandlung von Herzinsuffizienz.[16-19] Manche sind mit dem Hinweis verbunden, dass CoQ10-Ergänzungsmittel über einen bestimmten Zeitraum eingenommen werden müssen, damit ein deutlicher kardiovaskulärer Nutzen erzielt wird. Eine 2014 in der Fachzeitschrift *Journal of the American College of Cardiology* veröffentlichte Studie ergab nach einer Behandlungszeit von 16 Wochen keine deutlichen Verbesserungen bei den mit CoQ10 einhergehenden Markern für die Herzfunktion, doch nach zwei Jahren war der Nutzen spektakulär.[20] Die Studie umfasste 420 Probanden mit schwerer Herzinsuffizienz, die in zwei Gruppen unterteilt wurden; ihnen wurden außer der bei diesem Leiden verordneten Standardmedikation zusätzlich CoQ10 beziehungsweise ein Placebo verabreicht. Insgesamt reduzierten sich bei den Probanden, die CoQ10 bekamen, die schweren kardialen Komplikationen (MACE, von engl. *major adverse cardiac events*) und die durch Herz-Kreislauf-Erkrankungen bedingten Todesfälle sowie die Todesfälle aufgrund anderer Ursachen um fast die Hälfte (s. Tabelle 6.1).

Das Hauptaugenmerk der Studie lag auf der Kategorie MACE, daher lohnt es sich, sie ein wenig genauer zu betrachten. Zu den MACE

Tabelle 6.1: Zusammenfassung der Ergebnisse einer Studie über den Einsatz von CoQ10 bei Patienten mit schwerer Herzinsuffizienz (Nachbeobachtungsdauer zwei Jahre)[22]

	Placebogruppe (in %)	CoQ10-Gruppe (in %)
Schwere kardiale Komplikationen (MACE)	26	15
Todesfälle durch Herz-Kreislauf-Krankheiten	16	9
Todesfälle aufgrund anderer Ursachen	18	10

Quelle: Alberts B., Johnson A., Lewis J. et al.: *Molecular biology of the cell*, 4. Aufl., New York: Garland Science, 2002.

gehörten laut Definition Todesfälle durch Herzinfarkt, durch Herzinsuffizienz, der plötzliche Herztod und Einweisungen ins Krankenhaus wegen einer sich verschlechternden Herzinsuffizienz. Eines der erstaunlichsten Ergebnisse war der Unterschied bei den Todesfällen durch Herzinsuffizienz. In der Placebogruppe starben *zehn* Probanden an Herzinsuffizienz – nur *ein* Proband dagegen in der CoQ10-Gruppe. In der CoQ10-Gruppe wurden auch nur halb so viele Probanden aufgrund von Herzinsuffizienz ins Krankenhaus eingeliefert.

Verfechter der massenhaften Verschreibung von Statinen im Vereinigten Königreich haben oft angeführt, dass die Cholesterinsenker in England jedes Jahr 10 000 Leben retteten.[21] Die Zahl wird aus klinischen Studien hochgerechnet und bezieht sich auf die etwa sieben Millionen Menschen, die diese Medikamente nehmen. Wir können auf der Basis der erwähnten CoQ10-Studie eine ähnliche Hochrechnung durchführen. Zieht man die Vereinigten Staaten als Beispiel heran, wo es Schätzungen zufolge 5,7 Millionen Menschen mit einer Herzinsuffizienz gibt, so würden – wenn alle diese Menschen ergänzend CoQ10 nähmen – hochgerechnet jedes Jahr mehr als 60 000 Leben allein vor einer Herzinsuffizienz bewahrt werden, also mindestens das Sechsfache im Vergleich zur

Behandlung mit Statinen. Anders als bei den Statinen, bei denen es eine lange Liste von häufigen Nebenwirkungen gibt, sind die einzigen „Nebenwirkungen" bei CoQ10 wohl eher Verbesserungen auch in anderen gesundheitlichen Bereichen.

Selbstverständlich müssten noch größere Studien zur Bestätigung der Vorzüge von CoQ10 in dieser Größenordnung durchgeführt werden; dieser Vergleich zählt jedoch insofern, als er hilft, die behaupteten Vorzüge von Statinen zu relativieren, und er zeigt auch, dass unglaublich vielversprechende alternative Behandlungen zurzeit einfach missachtet werden.

Weitere positive Auswirkungen auf das Herz

Die Innenwände der Blutgefäße sind mit Endothelzellen ausgekleidet. Diese Zellen haben eine Reihe wichtiger Funktionen, darunter etwa die Reaktion auf Veränderungen der Scherspannung und die Freisetzung von Stickoxid, damit sich die Gefäße erweitern können, um die Durchblutung zu erhöhen.[22] Studien, die sich mit der Untersuchung der Ergänzung mit CoQ10 und der Endothelfunktion beschäftigen, sind bisher etwas widersprüchlich. Außerdem waren an manchen dieser Studien nur sehr wenige Probanden beteiligt und die Laufzeit war sehr gering. Eine 2012 in der Fachzeitschrift *Atherosclerosis* veröffentlichte Metaanalyse dieser Studien ergab jedoch, dass die Endothelfunktion der Arterien durch die Ergänzung mit CoQ10 bei Patienten mit und ohne Herz-Kreislauf-Erkrankung deutlich gebessert wurde.[23]

Die positiven Auswirkungen auf die Endothelfunktion (einschließlich der Gefäßerweiterung) haben den zusätzlichen Nutzen, dass der Blutdruck sinkt. Eine Reihe von Studien ergab, dass CoQ10-Ergänzungen ein wirksames Mittel zur Blutdrucksenkung bei Hochdruckpatienten sein können.[24-26] Und wieder hat diese positive Wirkung keine Nebenwirkungen, die bei den üblichen blutdrucksenkenden Medikamenten normalerweise beobachtet werden.

CoQ10 als Antioxidans

Antioxidantien braucht und benutzt der Körper zur Verhinderung von Zellschäden durch freie Radikale, also Atome, die ein ungepaartes Elektron besitzen. Freie Radikale sind instabil und versuchen, das nächstgelegene Elektron zu „stehlen", um ausgeglichen und damit stabil zu sein. Doch durch diese Aktion entsteht wieder ein freies Radikal und es kommt zu einer Reaktionskaskade, die die Zelle zerstören kann. Antioxidantien geben ein Elektron ab, ohne dass sie selbst zu einem freien Radikal werden, und beenden damit die Bildung weiterer freier Radikale.

Für ordnungsgemäßes physiologisches Funktionieren müssen freie Radikale und Antioxidantien im Gleichgewicht sein. Wenn der Körper den freien Radikalen nicht gewachsen ist, kommt es zum sogenannten oxidativen Stress; er kann schwerwiegende gesundheitliche Folgen haben und an einer Reihe von degenerativen Erkrankungen beteiligt sein.[27]

CoQ10 ist ein wichtiges Antioxidans, ja, es steht an erster Stelle der Antioxidantien, da der Körper dazu tendiert, es vor allen anderen Antioxidantien als erstes einzusetzen.

CoQ10 als Nahrungsergänzung – wie viel und in welcher Form?

CoQ10-Ergänzungen sind als Ubiquinon und als Ubiquinol erhältlich. Ubiquinon ist im Allgemeinen leichter erhältlich und kostengünstiger als Ubiquinol. Die meisten klinischen Studien zu CoQ10 wurden mit Ubiquinon durchgeführt. Der Körper kann Ubiquinon theoretisch in Ubiquinol umwandeln, doch manche Menschen (zum Beispiel ältere und solche mit einer chronischen Krankheit) sind dazu möglicherweise nicht in der Lage und deshalb auf Ubiquinol angewiesen, um den vollen Nutzen zu haben.

Patienten mit einer schweren Herzinsuffizienz können Ubiquinon aufgrund von Ödemen in der Darmschleimhaut möglicherweise nicht resorbieren. Dr. Peter Langsjoen und seine Frau Alena führten die erste klinische Studie mit Ubiquinol bei Patienten mit einer lebensbedrohlichen

Herzinsuffizienz durch.[15] Bei diesen kam es vorher nur zu einer sehr begrenzten klinischen Verbesserung durch die Ergänzung mit Ubiquinon, doch Ubiquinol führte zu einer deutlichen Erhöhung des Spiegels im Blut und damit einhergehend zu einer erheblichen Besserung der Symptome und der Herzfunktion.

Wie bei allen Nährstoffen hat jeder Mensch auch hier einen einen anderen, individuell spezifischen Bedarf. Idealerweise sollte die Einnahme von CoQ10 mit Bluttests zur Überwachung des Spiegels und einer entsprechenden Anpassung der Therapie begleitet werden. Mit diesem Ansatz arbeitete Dr. Langsjoen, der ein hauseigenes Labor für die Bestimmung des CoQ10-Spiegels nutzte. Bei den in diesem Kapitel erwähnten Studien wurde eine Dosis zwischen 120 und 600 mg täglich eingesetzt. Da CoQ10 nicht auf einmal resorbiert werden kann, ist es besser, die Menge in zwei oder drei kleineren, über den Tag verteilten Portionen einzunehmen, um die Resorption zu maximieren. Am besten nimmt man CoQ10 zusammen mit fett- oder ölhaltigem Essen.

Bei CoQ10-Supplementen sind keine ernsten Nebenwirkungen und keine toxischen Wirkungen bekannt. Es kann nicht überdosiert werden, bis zu 900 mg täglich werden von Erwachsenen gut vertragen.[3] In zwei Studien über die Verwendung von CoQ10 bei Parkinson und Alzheimer wurden Dosierungen von 3000 mg täglich ohne irgendwelche unerwünschten Nebenwirkungen verabreicht.[28,29]

Zwar propagieren die Gesundheitsbehörden nunmehr seit 50 Jahren, dass tierische Fette ungesund seien, und doch sind diese tierischen Proteine die besten CoQ10-Nahrungsquellen. Die höchsten Konzentrationen befinden sich in Innereien wie Herz und Leber von Rindern, Hühnern oder Schweinen; allerdings schmecken diese Nahrungsmittel vielen Menschen nicht mehr, da sich die Ernährungstrends mit der Zeit verändert haben. Rind- und Schweinefleisch sind im Allgemeinen auch gute CoQ10-Quellen, ebenso Sardinen, Makrelen und Heringe. Pflanzliche Nahrungsmittel enthalten generell weniger CoQ10, doch Erdnüsse, Sesamsamen, Walnüsse, Pistazien, Nüsse, Haselnüsse, Spinat, Brokkoli, Avocado und Blumenkohl sind nennenswerte Quellen.

Es ist schon erstaunlich, dass die Energiebildungsfähigkeit des Herzens von den Gesundheitsbehörden bei der Beurteilung des Herzerkrankungsrisikos eines Menschen nicht im Entferntesten in Betracht gezogen wird. Die Gesundheit der Mitochondrien und der CoQ10-Spiegel sind ganz offenbar wichtige Rahmenbedingungen für eine Reihe verschiedener Herzkrankheiten, doch wird das gegenwärtig von den Verantwortlichen im Gesundheitswesen und von den Risikorechnern außer Acht gelassen. Stattdessen haben diese Behörden teure und toxische Medikamente für Hunderte Millionen Menschen weltweit „abgesegnet“.

Kapitel 7

Nahrung für das Herz

Die Möglichkeiten, wie unsere Ernährung die Gesundheit des Herzens zum Guten oder zum Schlechten beeinflussen kann, scheinen schier unbegrenzt zu sein. Einige Ernährungsfaktoren haben sich bewährt und darüber wird seit vielen Jahren berichtet, während die Auswirkungen anderer weniger eindeutig oder fragwürdig sind. Und zweifellos müssen viele weitere Ernährungsfaktoren erst noch entdeckt werden. In diesem Kapitel geht es um diejenigen Aspekte der Ernährung, von denen wir bereits wissen, dass sie für die Prävention von Herzkrankheiten von Bedeutung sind, sowie um ernährungsbezogene Maßnahmen, die sich als wirksamer erwiesen haben als die Cholesterinsenker.

Makronährstoffe

Logischerweise sehen wir uns zuerst die Bedeutung der Makronährstoffe an, Substanzen, die wir in relativ großen Mengen zu uns nehmen, nämlich Proteine, Fette und Kohlenhydrate. Wir werden uns allerdings hauptsächlich auf die beiden letzteren konzentrieren, da sie in Bezug auf das kardiovaskuläre Risiko eingehender untersucht wurden als die Proteine.

Dieser Rat ist uns allen bekannt: Wir sollten nicht zu viel Fett essen, insbesondere möglichst wenig gesättigte Fettsäuren. Denn – so die vorherrschende Meinung – zu viel Fett in der Nahrung mache uns fett. Ernährungsstudien haben diese Auffassung jedoch widerlegt und ergeben immer wieder, dass eine Erhöhung des Fettanteils der Ernährung in Wirklichkeit dazu führt, dass man mehr an Gewicht verliert.[1-6]

Außerdem wird uns seit Jahrzehnten suggeriert, dass der Fettkonsum die Blutfettwerte erhöhe und zur Verstopfung der Arterien beitrage. Die Blutfette werden als Triglyzeride bezeichnet. Ein hoher Triglyzeridspiegel ist ein schlechtes Zeichen; er ist ein häufiges Merkmal von Diabetes, und Diabetiker haben eine bis zum Fünffachen höhere Wahrscheinlichkeit, eine Herzkrankheit zu bekommen, als Menschen, die nicht zuckerkrank sind. Doch der hohe Triglyzeridspiegel ist *nicht* das Ergebnis einer fettreichen Ernährung.

In mindestens elf Studien stellte man fest, dass eine *fettarme*, nicht eine fettreiche Ernährung zur Erhöhung der Triglyzeride führte[1,4-13], und es gibt keine einzige Studie, bei der festgestellt wurde, dass eine *fettreiche* Ernährung den Triglyzeridspiegel erhöhte. Das mag zunächst unlogisch erscheinen; es leuchtet jedoch ein, wenn wir berücksichtigen, wie der Körper wirklich funktioniert.

Eine *fettarme* Ernährung enthält definitionsgemäß mehr Kohlenhydrate. Sobald sie ins Blut gelangen, werden sie – stark vereinfachend gesagt – zu Glukose. Nehmen wir *viele* Kohlenhydrate zu uns, wird der Blutzuckerspiegel möglicherweise zu stark steigen, was den Körper dazu veranlasst, diese Situation schnell zu korrigieren, denn ein hoher Blutzuckerspiegel verursacht Probleme mit der Blutzirkulation und Schäden an den Innenwänden der Blutgefäße. Es kommt folglich zur Ausschüttung des Hormons Insulin; es senkt den Blutzucker, indem es die Glukose in die Zellen schleust, damit sie sie nutzen können. Ist aber zu viel Glukose vorhanden, wird der Überschuss in der Leber in Fett umgewandelt (Triglyzeride).

Das erklärt, warum eine fettarme und gleichzeitig kohlenhydratreiche Ernährung den Triglyzeridspiegel erhöht und warum ein hoher Blutzuckerspiegel, möglicherweise zusammen mit anderen Mechanismen, nicht nur bei Diabetikern, sondern bei jedem Menschen als unabhängiger Risikofaktor für Herzerkrankungen gilt. Das Risiko steigt mit der Erhöhung des Blutzuckerspiegels und beginnt bei etwa einem um 10 Prozent erhöhten Risiko, das bis zu 30 Prozent steigen kann; danach ist die „Nierenschwelle“ erreicht. [Sie liegt etwa bei 180 mg/dl, variiert aber beim Einzelnen, das heißt, ab etwa diesem Wert ist die Rückresorptionskapazität der Niere für Glukose überschritten, sie wird über den Urin ausgeschieden und ist mit einem Urintest nachweisbar. Man spricht dann von Diabetes. Anm. d. Übers.]

Damit steigt das Herzerkrankungsrisiko durch hohen Blutzucker rasch noch weiter an.[14-25] Die von Ärzten verwendete Bewertungsziffer für das kardiovaskuläre Risiko (die für jeden Menschen das individuelle Risiko für ein kardiovaskuläres Problem genau vorhersagen soll) schließt Diabetes als Risikofaktor mit ein, berücksichtigt aber den Blutglukosespiegel *unterhalb* der Nierenschwelle nicht.

Es wird uns nicht nur erzählt, dass wir fettarm essen sollen, sondern auch, dass ein niedriger Spiegel des sogenannten guten Cholesterins (HDL) ein Risikofaktor für Herzerkrankungen sei. (Der HDL-Spiegel eines Menschen wird von den aktuellen kardiovaskulären Risikorechnern erfasst.) Doch eine fettarme Ernährung *senkt* den HDL-Spiegel, wie schon wiederholt nachgewiesen wurde.[1,4,5,7,8,10,13,26-28] Die Auffassung, dass ein höherer HDL-Spiegel schütze, ist also nicht mit der Auffassung vereinbar, dass eine fettarme Ernährung gesund sei; das schließt sich gegenseitig aus und ist ein Beispiel für einen sogenannten „Doppeldenk“ [ein Begriff, der in George Orwells Roman *1984* als Neologismus geprägt wurde; Anm. d. Übers.], das heißt, für die Fähigkeit, hinsichtlich der Ernährung in seinem Denken zwei *widersprüchliche* Überzeugungen aufrechtzuerhalten und beide zu akzeptieren. Und es offenbart die Unsinnigkeit der gegenwärtigen Richtlinien und des aktuellen Modells zur Prävention von Herzkrankheiten.

Fisch und essenzielle Fettsäuren

In der Ernährungslehre gilt generell, dass Fisch gut für das Herz sei, wobei Japan manchmal als Beispiel zugunsten dieser Vorstellung herangezogen wird, weil seine Küche für ein reichhaltiges Angebot von Fischgerichten bekannt und bei den Japanern die Quote der Herzkrankheiten äußert niedrig ist. Die japanische Ernährungsweise legt jedoch besonderen Wert auf überwiegend frische und aromatische Zutaten aller Art, darunter auch Rindfleisch, Schweinefleisch und Huhn sowie gesundheitsfördernde fermentierte Nahrungsmittel wie eingelegtes Gemüse, Misosuppe und Natto, ein traditionelles japanisches Lebensmittel aus Sojabohnen. Daher ist es schwierig zu beurteilen, welcher Anteil das Herz am meisten schützt. Die Japaner essen auch eine erhebliche Menge weißen Reis und das macht den Versuch einer Einordnung ihrer Ernährung nicht einfacher.

Ähnlich ist es auch bei der mediterranen Ernährung, die manchmal im Zusammenhang mit den Vorzügen des Fischkonsums ins Gespräch gebracht wird. Auch sie ist äußerst vielseitig. Ihr hoher Gehalt an Nährstoffen und die Vorteile für die Gesundheit können einer ganzen Reihe von unterschiedlichen Komponenten zugeschrieben werden, unter anderem dem frischen Gemüse, das oft in relativ großen Mengen gegessen wird.

Zudem gibt es Bevölkerungsgruppen, die nicht besonders viel Fisch essen, bei denen die Quote der Herzkrankheiten aber ebenfalls gering ist: zum Beispiel die Menschen, die in dem Bergdorf Anogia auf der Insel Kreta leben (wie im zweiten Teil meiner Dokumentation gezeigt wird).

Die *Nurses' Health Study* (eine Beobachtungsstudie, die etwa 85 000 Krankenschwestern umfasste) ergab, dass der Fischkonsum mit einer Reduzierung der Fälle von Sekundentod einherging; die Anzahl der Herzinfarkte war bei Frauen, die mehr Fisch aßen, nicht geringer, sehr wohl aber die Gesamtzahl der Todesfälle durch eine Herzkrankheit.[29,30] Doch auch hier können wir nicht sicher sagen, in welchem Umfang andere Faktoren eine Rolle spielten.

Es geht hier nicht um die Frage, ob der Fischkonsum im Allgemeinen gesund ist oder nicht – das ist er sicherlich –, sondern darum, ob Fisch das Herz *mehr* schützt als Nahrungsalternativen wie Fleisch oder Geflügel. Es ist schwierig, zu belegen oder dem vorbehaltlos zuzustimmen.

Fisch wird traditionell als gesünder für das Herz betrachtet als Rindfleisch, Schweinefleisch und Huhn, da er weniger gesättigte Fette enthält. Wir wissen aber jetzt, dass die gesättigten Fette keine Herzkrankheiten verursachen. Es heißt auch, dass bestimmte Fischarten gut für das Herz seien, da sie essenzielle Fettsäuren enthielten. Essenzielle Fettsäuren (EFS oder EFA von engl. *essential fatty acids*) sind Fette, die der Körper nicht selbst bilden kann und die daher regelmäßig über die Ernährung zugeführt werden müssen. Ob die EFA das Herz schützen oder nicht, kann unabhängig von der Diskussion über den Fischkonsum betrachtet werden, da andere Nahrungsmittel ebenfalls EFA enthalten.

Zweien von ihnen, der Omega-3- und der Omega-6-Fettsäure, wurde in den Medien sehr viel Aufmerksamkeit zuteil. Wie viel Omega-3 und Omega-6 der Körper genau braucht, ist noch unklar; wir wissen jedoch, wenn wir von einer der beiden mehr konsumieren als von der anderen, ist das der Gesundheit abträglich. Die beiden Fettsäuren haben entgegengesetzte Eigenschaften. Omega-3 wirkt entzündungshemmend und erleichtert die Durchblutung. Genau das ist zur Vorbeugung einer Herzerkrankung von Belang. Die Zufuhr von zu viel Omega-3 erschwert jedoch die Bildung von Blutgerinnseln bei einem Gewebeschaden, sodass es zu übermäßigen Blutungen kommt. Hier kommt Omega-6 ins Spiel, das die Blutgerinnung unterstützt, um die Blutung an einer Verletzungsstelle zu stoppen. Es ist klar, dass im Körper ein Gleichgewicht zwischen Omega-3 und Omega-6 herrschen muss.

Einvernehmen besteht darüber, dass die meisten Menschen in den Industrieländern zu viel Omega-6 konsumieren. Das kommt daher, dass es in relativ großen Mengen in Pflanzenölen (wie Sonnenblumenöl) und Getreidegerichten wie Müsli, Brot und Nudeln enthalten ist, die seit den letzten Jahrzehnten zunehmend mehr gegessen werden. Omega-3 findet sich hauptsächlich in fettem Fisch und in geringeren Mengen auch in Rindfleisch von Weidetieren.

Der übermäßige Konsum von Omega-6 (im Vergleich zu Omega-3) geht mit einem erhöhten Risiko für Herzerkrankungen und andere degenerativen Krankheiten einher.[31] Es scheint, als spräche das für eine Nahrungsergänzung mit Omega-3. Tatsächlich ergab die GISSI-Studie, dass die Ergänzung mit Omega-3 für Menschen, die bereits einen Herzinfarkt erlitten hatten, einen Vorteil bedeutete.[32] [GISSI = *Gruppo Italiano per lo Studio della Sopravvivenza nell'Infarto miocardico*, zu Deutsch etwa: Italienische Studiengruppe zum Thema Überleben eines Myokardinfarkts; Anm. d. Übers.]

Die Studiengruppe beobachtete mehr als 11 000 Menschen dreieinhalb Jahre lang und berichtete über ein ganzes Spektrum von kardiovaskulären Ereignissen. Zum Beispiel wurden den Todesfällen durch eine koronare Herzkrankheit und nicht tödliche Herzinfarkte 9,2 Prozent der Menschen zugeordnet, die keine Omega-3-Ergänzung bekommen hatten; dagegen waren es hier nur 6,9 Prozent der Menschen, die Omega-3 bekommen hatten. (Die Dosis in der Omega-3-Gruppe betrug 1 g pro Tag.)

Der Mechanismus oder Prozess, über den Omega-3 das Risiko künftiger Herzprobleme reduzieren könnte, wird noch diskutiert. Es könnte sich um seine gerinnungshemmenden Eigenschaften handeln, wie oben angesprochen.

Die in der GISSI-Studie nachgewiesenen Vorteile durch ergänzendes Omega-3 sind mindestens genauso gut, wenn nicht sogar besser als die Ergebnisse, die in klinischen Studien mit Statinen bei der Sekundärprävention erzielt wurden, bei denen wir normalerweise eine allgemeine Risikominderung für ein kardiovaskuläres Ereignis bei Menschen, die bereits einen Herzinfarkt gehabt hatten, um etwa 2 Prozent gesehen haben.[33] Andere Studien haben jedoch bisher keine Vorteile im Zusammenhang mit einer Omega-3-Ergänzung erbracht.[34]

Wie erwähnt, könnte *zu viel* Omega-3 auch ein Problem sein, aber die damit einhergehenden Risiken sind wahrscheinlich weitaus weniger schwerwiegend als die Nebenwirkungen von Statinen. Alles in allem kann daher die Nahrungsergänzung mit Omega-3 als Teil eines Gesamtprogramms in Betracht gezogen werden, das die Statine ersetzt.

Obst und Gemüse

Wie wir bereits besprochen haben, erhöhen zu viele Kohlenhydrate in der Ernährung den Blutzuckerspiegel und das Risiko einer Herzerkrankung. Es sind jedoch hauptsächlich die Kohlenhydrate in Form von Produkten auf Getreidebasis (wie Brot, Nudeln und Reis) sowie Zucker, die sich in dieser Form auswirken. Gemüse verursachen keine großen Blutzuckerschwankungen. Einige stärkehaltige Gemüsesorten (wie Kartoffeln) können den Blutzucker zu einem gewissen Grad steigern, doch im Allgemeinen sind Gemüse die zur Stabilisierung des Blutzuckers am besten geeigneten Kohlenhydrate.

Ein erhöhter Gemüseverzehr wird durchgehend mit einem verminderten Risiko für Herzerkrankungen in Zusammenhang gebracht, sowohl innerhalb von Bevölkerungsgruppen als auch in länderübergreifenden

Vergleichen.[35,36] Nun könnten diese Ergebnisse auch nur einen mehr oder weniger *zufälligen* Zusammenhang widerspiegeln, während andere Faktoren vielleicht eine viel größere Rolle spielen. Es gibt jedoch viele biologisch nachvollziehbare Gründe dafür, dass Gemüse gut für das Herz sind. Abgesehen davon, dass sie dazu beitragen, unseren Blutzuckerspiegel stabil zu halten, enthalten Gemüse auch wichtige Nährstoffe für das Herz und die Blutgefäße, insbesondere Vitamin C. Wir benötigen täglich Obst und Gemüse, um dem Körper genügend Vitamin C zuzuführen; es ist für intakte Innenwände der Arterien wichtig und wird in diesem Kapitel noch eingehender erörtert. Manche Gemüse enthalten auch große Mengen Magnesium, das für die optimale Funktion des Herzens und die Normalisierung des Blutdrucks enorm wichtig ist, wie wir ebenfalls noch sehen werden.

Es gibt Hinweise darauf, dass Gemüse aus der Familie der Kreuzblütler ganz besonders gut für das Herz sind.[37] Dazu gehören Rucola, Brokkoli, Pak Choi [chinesischer Senfkohl oder chinesischer Blätterkohl, ein Verwandter des Chinakohls; Anm. d. Übers.], Rosenkohl, Weißkohl und Rotkohl, Blumenkohl, Meerrettich, Grünkohl, Kohlrabi, Sareptasenf (Blattsenf), Rettich/Radieschen, Kohlrübe, Steckrübe (und ihr Grün), Wasabi (japanischer Meerrettich) und Brunnenkresse.

Nebenbei und zur Klarstellung sei bemerkt: Fleisch, Geflügel, Meeresfrüchte und Eier sind ebenfalls wichtige Quellen für lebensnotwendige Nährstoffe. Diese Nahrungsmittel sind im Allgemeinen die besten Quellen für die Vitamine A, D, B_1, B_2, B_3, B_6, B_{12}, Pantothensäure, Biotin, Coenzym Q10 und gesättigte Fettsäuren.[38] Wir können also sehen, dass tierische und pflanzliche Nahrungsmittel einander ergänzen, um uns mit allen Nährstoffen zu versorgen, die wir Menschen für eine gute Gesundheit brauchen.

*

Es ist wie bei allem: Unterschiedliche Menschen reagieren unterschiedlich auf Obst. Im Allgemeinen ist Obst gesund und vermehrter Obstkonsum wird ebenfalls mit einem verminderten Herzerkrankungsrisiko in Zusammenhang gebracht.[35,36] Viele Gesundheitsfachleute glauben jedoch, dass *zu viel* Obst den Blutzuckerspiegel aus dem Gleichgewicht bringen könne, zumindest bei manchen Menschen. Obst enthält viel Zucker und bei einer bestimmten Menge, die individuell verschieden ist, kann der Blutzuckerspiegel steigen und den ansonsten gesundheitsfördernden Eigenschaften von Obst entgegenwirken.

Eine allgemeine Richtlinie wäre: Wenn jemand nach dem Verzehr von Obst schnell wieder Hunger hat, so ist das ein guter Hinweis darauf, dass der Stoffwechsel auf den Fruchtzucker empfindlich reagiert; daher sollte der Obstverzehr begrenzt werden. Eine ernst zu nehmende Gefahr geht jedoch von Fruchtsäften aus. Ein Stück Obst enthält ja noch Ballaststoffe, die die Resorption des Zuckers verlangsamen. Durch das Entsaften werden die Ballaststoffe aber entfernt und das bedeutet, der Körper bekommt mit wenigen Schlucken eine „geballte Ladung“ Zucker ab.

Homocystein und B-Vitamine

Homocystein ist eine im Blut natürlich vorkommende Substanz; ein hoher Spiegel dieser Substanz wurde in einer Reihe von Studien mit einem erhöhten Herzerkrankungsrisiko in Zusammenhang gebracht. Vor einiger Zeit wurde festgestellt, dass die Einnahme von Folsäure, Vitamin B_6 und B_{12} den Homocysteinspiegel senkt.[39] Verständlicherweise führten diese Erkenntnisse zu einer Menge Aufregung und zu praktischen Schlussfolgerungen, da sie suggerierten, dass man diese Ergänzungen einfach zur Ernährung hinzufügen und damit das Herzerkrankungsrisiko erheblich senken könne.

Inzwischen wurde eine Reihe von klinischen Studien durchgeführt, bei denen Menschen mit einer bestehenden Herzerkrankung Folsäure sowie Vitamin B_6 und B_{12} bekamen. In jedem Fall wurde der Homocysteinspiegel gesenkt, doch leider zeigte keine der Studien einen tatsächlichen direkten kardiovaskulären Nutzen. Die *Norwegian Vitamin Trial* (NORVIT) zum Beispiel wurde mit 3749 Männern und Frauen durchgeführt, die innerhalb von sieben Tagen vor Beginn der Studie einen Herzinfarkt erlitten hatten.[40] Die Probanden wurden in vier Gruppen eingeteilt: eine Vitamin-B_6-Gruppe, eine Folsäure- und Vitamin-B_{12}-Gruppe, eine Folsäure-, Vitamin-B_{12}- und B_6-Gruppe sowie eine Placebogruppe. Nach etwa 40 Monaten sahen sich die Forscher die Daten an und stellten fest, dass der Homocysteinspiegel zwar jeweils erheblich gesunken war, aber keine Hinweise vorlagen, dass sich daraus ein tatsächlicher kardiovaskulärer Vorteil ergab.

Die *Heart Outcomes Prevention Evaluation (HOPE-2) Trial* [zu Deutsch etwa: Studie zur Beurteilung der Ergebnisse für die Herzprävention], die 5522 Patienten mit Gefäßkrankheiten oder Diabetes umfasste, kam zu ähnlichen Ergebnissen: Senkung des Homocysteinspiegels, aber kein Rückgang der Herzinfarkte; allerdings gingen auch bei dieser Studie die Schlaganfälle mit nicht tödlichem Ausgang in *der* Gruppe zurück, die Folsäure sowie Vitamin B_6 und B_{12} nahm.

Eine weitere Studie umfasste 5442 weibliche Gesundheitsfachleute in den Vereinigten Staaten, deren Anamnese entweder eine Herzkrankheit oder drei oder mehr Risikofaktoren für Herzerkrankungen aufwies. Die Probandinnen bekamen sieben Jahre lang Folsäure, Vitamin B_6 und B_{12} oder ein Placebo. Wiederum war hinterher der Homocysteinspiegel gesunken, doch daraus ergaben sich keine Vorteile für die Herzgesundheit.[42]

Die meisten Probandinnen hatten gleichzeitig mit den Ergänzungsmitteln eine Reihe von Herz-Kreislauf-Medikamenten genommen. Daher ist die Möglichkeit einer irgendwie gearteten Wechselwirkung zwischen den Medikamenten und den Ergänzungsmitteln nicht ganz auszuschließen. Doch insgesamt sieht es so aus, als könnte Homocystein ein weiteres Beispiel dafür sein, was geschieht, wenn wir uns auf die unterstellten individuellen Risikofaktoren konzentrieren. Homocystein ist sicher an den mit einer Herzkrankheit einhergehenden Prozessen beteiligt, doch es sei dahingestellt, ob die *Senkung* des Homocysteinspiegels ein wirksames Behandlungsziel sein kann. Die Rolle des Homocysteins könnte einfach mit anderen Risikofaktoren zusammenhängen, die bisher noch unerkannt sind.

L-Arginin

Das L-Arginin ist eine Aminosäure, die sich in Stickstoffmonoxid umwandelt. Stickstoffmonoxid ist eine äußerst wichtige Substanz; sie erweitert die Blutgefäße und ist daher unverzichtbar für die Blutzirkulation. Daher ist L-Arginin zu einem beliebten Ergänzungsmittel geworden, insbesondere für Menschen mit einem hohen Blutdruck.

Als ich jedoch Professor Sherif Sultan, einen der weltweit führenden Gefäß- und Endovaskulärchirurgen [die endovaskuläre Chirurgie nimmt Eingriffe innerhalb eines Gefäßes vor; Anm. d. Übers.], für den zweiten Teil meiner Dokumentation interviewte, erklärte er, dass die Ergänzung mit L-Arginin nachweislich eine Reihe von Nebenwirkungen habe. So könne es zum Beispiel dazu führen, dass sich manche Krebsarten verbreiten. Einige Formen von Herzrhythmusstörungen könnten sich durch L-Arginin ebenfalls verschlechtern und der Blutdruck könne bei manchen Menschen gefährlich sinken.

Eine 2006 im *Journal of the American Medical Association* veröffentlichte Studie befasste sich mit der Auswirkung von L-Arginin-Gaben bei Patienten nach einem Herzinfarkt. Überraschenderweise wurde festgestellt, dass das Ergänzungsmittel die Messergebnisse der Gefäßsteifigkeit nicht verbesserte. Tatsächlich *starben* sechs Probanden der „L-Arginin-Gruppe" während der sechsmonatigen Studie; im Vergleich dazu gab es in der Placebo-Gruppe keine Todesfälle. Verständlicherweise folgerten die Forscher, dass L-Arginin nach einem akuten Myokardinfarkt nicht empfohlen werden solle.[43]

Vitamin C

Die meisten Tiere können Vitamin C (Ascorbinsäure) mithilfe von Glukose als Ausgangsstoff in der Leber durch eine schrittweise Abfolge chemischer Reaktionen selbst bilden; für den letzten Reaktionsschritt ist das Enzym L-Gulonolactonoxidase (auch L-Gulono-γ-lacton-Oxidase, GULO oder GLO) erforderlich.

Infolge von Genmutationen können Menschen (und ein paar Tiere wie einige höhere Primaten, Meerschweinchen und der indische Riesenflughund) kein GLO und daher auch kein Vitamin C mehr bilden. Menschen müssen also die entsprechenden Mengen mit der Ernährung aufnehmen. Wenn nicht, kommt es zu Skorbut.

Dass wir Menschen kein Vitamin C mehr bilden können, wird mit einem Verlust des Gens zur Herstellung des Enzyms GLO bei einem unserer baumbewohnenden Vorfahren vor mehr als 50 Millionen Jahren erklärt; manche Forscher schlossen daraus, dass Skorbut eine genetisch bedingte Störung sei.[44]

Bereits Hippokrates erwähnte Skorbut[44,45] und die alten Ägypter hatten mehrere Hieroglyphen zur Beschreibung der Krankheit.[45-47] Im Laufe der Geschichte wurden verschiedene Heilbehandlungen für Skorbut mehrmals entdeckt, vergessen und wiederentdeckt. Von besonderem Interesse ist die Arbeit des schottischen Arztes James Lind, im 18. Jahrhundert ein Vorreiter auf dem Gebiet der Hygiene bei der Marine. Lind führte die weltweit allererste klinische Studie durch und entdeckte, dass Skorbut verhindert werden konnte, wenn die Seeleute Zitrusfrüchte bekamen. Zu dem von ihm 1747 durchgeführten prospektiven kontrollierten Versuch gehörte der Vergleich des relativen Nutzens von sechs parallel durchgeführten Skorbutbehandlungen.[48] Bei den beiden Seeleute, die Zitrusfrüchte bekamen, zeigte sich innerhalb weniger Tage ein nahezu vollständiger Rückgang der Krankheit. Wir wissen heute, dass diese spektakulären Ergebnisse dem Vitamin-C-Gehalt von Obst geschuldet waren. (Vgl. Tabellen 7.1 und 7.2, Seite 128–129 mit dem Vitamin-C-Gehalt verschiedener Obst- und Gemüsesorten.)

James Linds Arbeit ist insofern bemerkenswert, als sie der erste *kontrollierte* Versuch überhaupt war. Doch die Heilbehandlung für Skorbut wurde tatsächlich schon 40 Jahre vorher von Ebbot Michell entdeckt. In ihrem handgeschriebenen Buch aus dem Jahr 1707 beschreibt sie ausführlich ein Rezept zur Heilung von Skorbut, für das sie die Extrakte verschiedener Arzneipflanzen (darunter einige mit hohem Gehalt an Vitamin C) mit Orangensaft mischte.[49] Das Buch wurde 2009 in einem Haus in der englischen Grafschaft Gloucestershire entdeckt. Ebbot Michell wird bisher in medizinhistorischen Texten nicht erwähnt, doch es ist zu hoffen, dass man das korrigiert und ihren Beitrag in künftigen Abhandlungen würdigt. Die Admiralität hat bis 1795 weder Michells noch Linds Empfehlungen übernommen. Im Zuge dieser jahrzehntelangen Verzögerungen starben Tausende von Seeleuten an Skorbut.

Vitamin C spielt auch eine bedeutende Rolle bei der Prävention von Herzkrankheiten. Um das zu verstehen, müssen wir uns mit seiner Rolle bei der Kollagenbildung beschäftigen.

Kollagen

Kollagen ist das wichtigste Faserprotein, es hält im Grunde genommen unseren Körper zusammen und es ist das beim Menschen und im Tierreich am häufigsten vorkommende. Kollagen ist Hauptbestandteil des Bindegewebes und liefert die strukturellen Komponenten außerhalb der Körperzellen, befindet sich aber auch innerhalb bestimmter Zellen. Es hat eine hohe Zugfestigkeit und bildet den Hauptbestandteil von Bändern, Sehnen, Knorpel, Knochen, Zähnen und anderen Teilen des Körpers. Kollagen verstärkt die Blutgefäße und unterstützt die Widerstandsfähigkeit von Geweben gegenüber zu starker Dehnung.

Es gibt mindestens 16 Arten von Kollagen, doch 80 bis 90 Prozent des Kollagens im Körper gehören zu Typ I, II oder III.[50] Abbildung 7.1 zeigt Kollagenfasern in starker Vergrößerung. Skorbut ist im Grunde genom-

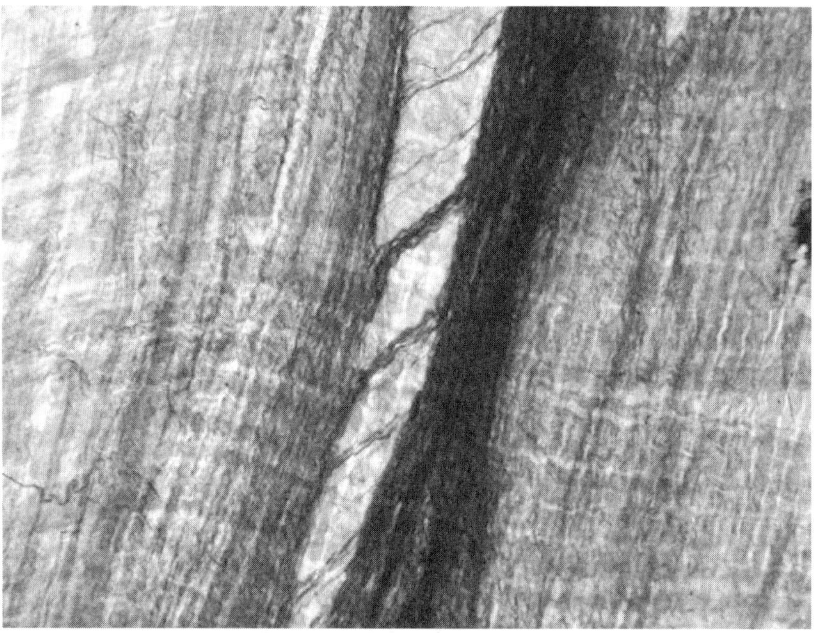

Abbildung 7.1: Kollagenfasern in Vergrößerung, perfekt in zwei Richtungen angeordnet. Mit freundlicher Genehmigung von Ganimedes/ Wikimedia Commons.

men der Abbau von Gewebe, weil nicht genügend Kollagen gebildet werden kann. Zu den Frühsymptomen gehören Muskel- und Gelenkschmerzen, Müdigkeit, allgemeines Unwohlbefinden (sodass man sich ständig elend fühlt) sowie das Auftreten von roten Punkten auf der Haut. Wenn keine ausreichenden Mengen Vitamin C zugeführt werden, um den Mangel zu beheben, kommt es zu weiteren Symptomen wie Anschwellen und Bluten des Zahnfleischs, schlimmeren Gelenkschmerzen, Kurzatmigkeit und einer deutlich verschlechterten Wundheilung.

Die Innenwände der Blutgefäße sind mit Endothelzellen ausgekleidet. Diese haben eine Reihe wichtiger Aufgaben, darunter die Reaktion auf Veränderungen bei der Scherspannung und die Freisetzung von Stickstoffmonoxid, damit sich ein Gefäß ausdehnen kann, um die Durchblutung zu erhöhen.[51] Kollagen ist unerlässlich für die Funktionsfähigkeit dieser Zellen (des Endothels). Kollagen vom Typ I beeinflusst auch die Form der Endothelzellen.[52] Kann der Körper nicht genügend Kollagen bilden, wird es schwierig, die Zellinnenwand der Blutgefäße in gutem Zustand zu halten. Das ist insbesondere für die Koronararterien von Bedeutung, die das Herz mit Blut und Sauerstoff versorgen. Die Koronararterien sind seitlich mit dem Herzen verbunden, das unablässig schlägt und sich zusammenzieht; dadurch werden diese Arterien ständig zusammengedrückt und verbogen. Es bedarf genügender Mengen Kollagen, damit das Endothel in den Koronararterien heil bleibt und damit Schäden repariert werden können.

Stellen, an denen sich Arterien in zwei Äste teilen, die sogenannten Bifurkationen, haben eine größere biomechanische Belastung, denn an solchen Stellen ist die Blutströmung turbulenter. Insbesondere diese Stellen brauchen genügend Kollagen, damit das Endothel unverletzt bleibt.

Die Koronararterien und die Bifurkationen der Arterien (Gebiete, die für strukturelle Schäden anfälliger sind) sind auch die Stellen, an denen es häufig zu Atherosklerose (der Bildung arterieller Plaques) kommt.

Kurz gesagt: Steht in den Arterien dort, wo sie einer hohen biomechanischen Belastung ausgesetzt sind, nicht genügend Vitamin C für die Bildung von ausreichend Kollagen zur Verfügung, kann die Arterienwand beschädigt oder ein bestehender Schaden nicht repariert werden und es können sich Blutgerinnsel und Plaques bilden. Aus diesem Blickwinkel betrachtet ist eine Herzerkrankung im Endeffekt ein Zustand, wie er vor dem Skorbut auftritt, oder eine subklinische Form von Skorbut, die die Arterien beeinträchtigt.

Verfechter der Theorie, dass eine Herzerkrankung hauptsächlich durch zu wenig Vitamin C verursacht werde, waren der zweimalige Nobelpreisträger Linus Pauling und Dr. Matthias Rath, einer seiner Mitarbeiter. Einem anderen Forscher, Irwin Stone, gebührt jedoch mehr Anerkennung, als ihm bisher zuteil wurde.

Irwin Stone war ein amerikanischer Biotechniker und Chemieingenieur, der sich sehr für Vitamin C interessierte. Er war es, der Linus Paulings Interesse an diesem Vitamin weckte, als er 1966 mit ihm zusammentraf, und Pauling hielt Stone für äußerst gut informiert und überzeugend.[53] Zu diesem Zeitpunkt hatte Stone bereits mehrere wissenschaftliche Arbeiten darüber geschrieben.

Dr. Stone veröffentlichte 1972 seinen Klassiker *The Healing Factor: Vitamin C Against Disease*[54], mit einem Vorwort von Linus Pauling und von einem weiteren Nobelpreisträger, Albert Szent-Györgyi (der Vitamin C als Erster isolierte).

Viele Abschnitte in Irwin Stones Buch sind für alle interessant, die sich eingehend mit Ernährung und Gesundheit befassen, und es gilt als wichtiger Beitrag zur Orthomolekularen Medizin, deren Gebiet die Anwendung der richtigen Mengen natürlicher Substanzen zum Erhalten einer guten Gesundheit ist. Insbesondere ein Aspekt ist für unsere Diskussion von großer Bedeutung; er wirft Fragen hinsichtlich der empfohlenen Tagesdosis von Vitamin C auf, deren Beantwortung noch aussteht.

Laut Irwin Stone ist die von den Gesundheitsbehörden empfohlene tägliche Dosis von Vitamin C unzureichend. In seinem Buch äußert er sich so:

> *„Die empfohlene Tagesdosis von Ascorbinsäure für einen erwachsenen Menschen beträgt 60 mg (etwa 1 mg pro Kilogramm Körpergewicht). Der Ausschuss, der sich mit dem ‚Nährstoffbedarf von Labortieren‘ (1962) im Rahmen der Tierernährung befasst, liefert uns ein paar verblüffende*

Zahlen. Die Empfehlung für den Affen – der unser nächster Verwandter unter den Säugetieren ist – liegt bei 55 mg Ascorbinsäure pro Kilogramm Körpergewicht und entspricht 3830 mg (also fast 4 g) täglich für einen erwachsenen Durchschnittsmenschen. Die für das Meerschweinchen als angemessen vorgeschlagene Menge variiert je nachdem, welche von zwei möglichen Ernährungsweisen gewählt wird, und reicht von 42 bis 167 mg pro Kilogramm Körpergewicht (ausgehend von einem Meerschweinchen mit einem Gewicht von 300 g). Hochgerechnet auf den erwachsenen Durchschnittsmenschen entspricht das einer Menge zwischen 2920 und 11 650 mg täglich.[54]

Seit der Veröffentlichung von Stones Buch wurde in den Vereinigten Staaten die empfohlene Tagesdosis von Vitamin C für Erwachsene geringfügig auf 75 bis 120 mg pro Kilogramm Körpergewicht erhöht.[55,56] Im Vereinigten Königreich liegt die Empfehlung bei 40 mg pro Tag.[57] Daraus schlossen Linus Pauling und andere angesehene Forscher, dass diese empfohlenen Dosierungen sich lediglich auf die lebenserhaltenden und zur Verhinderung von Skorbutsymptomen benötigten Mengen beziehen und dass Menschen zur Erzielung einer guten Gesundheit wesentlich größere Mengen Vitamin C täglich brauchen, als die Richtlinien suggerieren. [Die *Deutsche Gesellschaft für Ernährung*, DGE, empfiehlt im Netz aktuell, das heißt 2018, zwischen 20 mg bei Säuglingen und 125 mg für stillende Mütter und schlüsselt die Werte dazwischen für Männer und Frauen nach dem Alter auf. Quelle: www.dge.de/wissenschaft/referenzwerte/vitamin-c/ – Anm. d. Übcrs.]

Grundsätzlich empfehlen Dr. Pauling und andere anstatt der 60 mg eine Einnahme von mehreren Gramm Vitamin C täglich als eher angemessen für den Menschen.[54] Und genau an diesem Punkt beginnen die Dinge ein wenig kniffliger zu werden.

Es ist nicht möglich, mit der normalen Ernährung täglich mehrere Gramm Vitamin C aufzunehmen (s. Tabellen 7.1 und 7.2). Dafür müssten wir zum Beispiel täglich etwa 12 volle Tassen rohe Paprikaschoten oder mehr als 50 Orangen essen. Daher ist die einzige Möglichkeit, um auf

Tabelle 7.1: Vitamin-C-Gehalt in Gemüseportionen, Gehalt von maximalen zu minimalen Mengen absteigend [In den USA entspricht eine Tasse 236 ml, also etwas weniger als einem Viertelliter; Anm. d. Übers.]

Gemüse	Portion	Vitamin C (in mg)
rote und grüne Paprikaschoten, gekocht	½ Tasse	121–132
rote und gelbe Paprikaschoten, roh	½ Tasse	101–144
grüne Paprikaschoten	½ Tasse	63
Brokkoli, gekocht	½ Tasse	54
Rotkohl, roh	1 Tasse	54
Kohlrabi, gekocht	½ Tasse	47
Brokkoli, roh	½ Tasse	42
Zuckererbsen, gekocht	½ Tasse	41
Rosenkohl, gekocht	4 Stück	38–52
Kohl, gekocht	½ Tasse	30
Grünkohl, gekocht	½ Tasse	28
Blumenkohl, roh oder gekocht	½ Tasse	26–29
Rübstiel, gekocht	½ Tasse	24
Pak Choi (chinesischer Senfkohl), gekocht	½ Tasse	23
Kartoffeln (mit Schale), gekocht	1 mittelgroße	22
Süßkartoffel (mit Schale), gekocht	1 mittelgroße	22
Spargel (Gefriergut), gekocht	6 Stangen	22
Rübstiel, Stielmus, gekocht	½ Tasse	21
Zuckererbsen, roh	½ Tasse	20
Blattkohl, Kohlblätter, gekocht	½ Tasse	18
Tomaten, roh	1 mittelgroße	18
Tomatensoße, in der Dose	½ Tasse	15

Tabelle 7.2: Vitamin-C-Gehalt in Obstportionen, Gehalt von maximalen zu minimalen Mengen absteigend

Obst	**Portion**	**Vitamin C (in mg)**
Guave	1 Frucht	206
Papaya	½ Frucht	94
Kiwi	1 große	84
Orange	1 mittelgroße	59–83
Lychee	10 Früchte	69
Erdbeeren	½ Tasse	52
Ananas	½ Tasse	39–49
Grapefruit	½ Frucht	38–47
Clementine	1 Frucht	36
Cantaloupe-Melone	½ Tasse	31
Mango	½ Frucht	29
Avocado	½ Frucht	26
Stachelannone, Sauersack	½ Tasse	25
Tangerine/Mandarinenorange	1 mittelgroße	22
Balsambirne/Bittermelone	½ Tasse	22
Khakifrucht	½ Tasse	17
Beeren generell	½ Tasse	14–17

die von Pauling und anderen vorgeschlagene Menge zu kommen, die Einnahme von Nahrungsergänzungsmitteln.

Dr. Pauling und Dr. Matthias Rath entwickelten ihre Theorie aber noch weiter und bezogen Lipoprotein (a) mit ein. Lipoprotein (a), kurz Lp(a), ist eine Kombination des Haftproteins apo(a) mit einem Partikel eines Lipoproteins niedriger Dichte (LDL). Einige epidemiologische Studien haben einen hohen Lp(a)-Spiegel mit einem erhöhten Risiko für Herzerkrankungen in Zusammenhang gebracht. Der Lp(a)-Spiegel ist genetisch festgelegt und gilt im Allgemeinen als durch Ernährung nicht beeinflussbar.[58] Manche Ärzte haben jedoch von Einzelfällen berichtet, bei denen der Lp(a)-Spiegel nach einer Umstellung der Ernährung und der Lebensweise gesunken ist.

Pauling und Rath sind der Ansicht, dass Lp(a) wegen der genetischen Einschränkungen, die bei Menschen zu einem Vitamin-C-Mangel führen, kompensatorisch ansteigt. Beide beobachteten, dass Lp(a) bei Tieren hauptsächlich nur dann ansteigt, wenn sie Vitamin C nicht selbst bilden können.[59] Und sie vermuteten, dass Lp(a) als Ersatz für Kollagen in die Arterienwand eingelagert wird (da eine ungenügende Menge Kollagen eine Folge von Vitamin-C-Mangel ist). Sie präsentierten ihre Theorie in einer wissenschaftlichen Arbeit mit dem Titel „A Unified Theory of Human Cardiovascular Disease Leading the Way to the Abolition as a Cause for Human Mortality".[60,61] [Zu Deutsch etwa: Eine vereinheitlichte Theorie, die zur Beseitigung der Herzkrankheit als Todesursache bei Menschen führt]

Diese Arbeit und die Theorie, die sie präsentierte, klangen – zurückhaltend ausgedrückt – überzeugend. Die Annahme, dass Vitamin-C-Mangel die grundlegende Ursache für alle kardiovaskulären Krankheiten sei, wurde sehr schlüssig dargestellt. Es gibt jedoch eine Reihe von wichtigen Fragen, die bisher offen bleiben.

Wenn man zustimmt, dass Vitamin C der Hauptfaktor bei Herzerkrankungen ist, legt das nahe, dass viele andere wichtige Faktoren weniger wichtig oder irrelevant seien. Die zusätzliche Zufuhr von Vitamin C könnte dann vor den Auswirkungen manch anderer Ursachen von Herzkrankheiten schützen. Zum Beispiel kann Vitamin C die körpereigenen Reparaturmechanismen unterstützen, wenn der Körper unter Stress steht oder andere Faktoren vorliegen, die sonst das Epithel beschädigen würden. Doch insgesamt gesehen liegt einer Herzkrankheit nach meiner Auffassung ein komplexes Zusammenspiel von vielen Faktoren zugrunde und nicht nur eine „vereinheitlichte Theorie".

Pauling und Rath waren nicht die ersten kompetenten Forscher, die von ihren Entdeckungen so in Bann geschlagen wurden, dass sie andere wichtige Faktoren vernachlässigten. Die Einbindung von Lp(a) bringt uns zurück zu dem allzu sehr vereinfachenden auf den Risikofaktoren beruhenden Ansatz mit all seinen Unzulänglichkeiten. Ist denn der jeweilige „Risikofaktor" wirklich beteiligt oder ist ein nur ein Kennzeichen, ein Marker für etwas anderes?

Auf der Grundlage ihrer vereinheitlichten Theorie haben Pauling und Rath ein Ernährungsprogramm entwickelt. Es umfasst die Ergänzung der Nahrung mit großen Mengen von Vitamin C und der Aminosäure Lysin. Sie weisen darauf hin, dass Lysin in ausreichenden Mengen eine Ansammlung von Lp(a) in der Arterienwand verhindern könne.

Man darf dabei nicht vergessen, dass es keine klinische Studie gibt, die speziell untersucht hat, ob das Programm von Pauling und Rath eine Herzkrankheit wirksam verhindert oder rückgängig macht. Um der Wahrheit die Ehre zu geben: Es ist schwierig, ein bestimmtes Ernährungsprogramm zu überprüfen, denn für die Pharmaunternehmen, die etwa 85 Prozent der klinischen Studien durchführen, bietet eine solche Studie keinen finanziellen Anreiz. Damit ist es leider unwahrscheinlich, dass es in absehbarer Zeit eine klinische Studie über das Pauling-Rath-Programm geben wird.

Doch wenn auch bisher noch keine veröffentlichten Studien vorliegen, die sich genau mit diesem Programm befassen, gibt es einige Hinweise darauf, dass ergänzendes Vitamin C das Risiko einer Herzerkrankung reduzieren könnte.

Das *American Journal of Clinical Nutrition* veröffentlichte 2004 eine Analyse von neun Studien, die Informationen über die Zufuhr von Vitamin E, Carotinoiden und Vitamin C enthielten. Die bemerkenswerteste Erkenntnis war, dass Menschen die täglich 700 mg oder mehr Vitamin C als Nahrungsergänzung einnahmen, um 25 Prozent weniger Herzinfarkte hatten.[62]

Mancher könnte nun mutmaßen, dass sich das Risiko noch weiter verringern ließe, wenn die Vitamin-C-Dosierung höher und noch näher an den Empfehlungen von Pauling und Rath läge. Natürlich können wir das ohne Überprüfung nicht wissen; doch zeigt ergänzendes Vitamin C in höherer Dosierung bei Typ-2-Diabetikern nachweislich ermutigende Ergebnisse:[63]

In einer Studie wurden die Probanden in zwei Gruppen eingeteilt, wobei eine Gruppe sechs Wochen lang täglich 500 mg und die andere 1000 mg bekam. Bei beiden Gruppen kam es zu einer Senkung des Blutzuckerspiegels, doch bei der Gruppe, die 1000 mg Vitamin C erhielt, fiel sie erheblich höher aus und bei dieser Gruppe sank auch der Insulinspiegel deutlich.

Vitamin C wird zu Recht fast immer als Ascorbinsäure bezeichnet, doch das Vitamin C liegt in vollwertiger Nahrung als Ascorbinsäure mit Bioflavonoiden und anderen biologischen Substanzen vor. Die Ascorbinsäure allein ist ein Isolat und über die Vorzüge der Verwendung von Nährstoffisolaten wird derzeit noch diskutiert.

Die meisten Vitamin-C-Nahrungsergänzungen bestehen aus isolierter, synthetisch in einem Labor hergestellter Ascorbinsäure. Es gibt jetzt jedoch eine zunehmend breitere Palette von Vitamin-C-Produkten, die aus vollwertigen Nahrungsmitteln stammen, und immer mehr Gesundheitsfachleute sind der Ansicht, dass diese Nahrungsergänzungen einen größeren Nutzen haben. Im Allgemeinen ist die erforderliche Dosierung solcher Nahrungsergänzungen geringer als die eines Isolats, weil man annimmt, dass sie besser resorbiert werden.

Alles in allem könnte man eine Ergänzung mit Vitamin C in einer Dosis von täglich 1 g oder mehr bei Menschen mit einer diagnostizierten Herzerkrankung oder einem Diabetes vom Typ 2 ernsthaft in Erwägung ziehen. Auch die auf vollwertigen Nahrungsmitteln basierenden Vitamin-C-Ergänzungen in potenziell geringerer Dosis wären eine Option. Für Menschen, die sich selbst zur Hochrisikogruppe zählen (aber kein diagnostiziertes Herzproblem haben), wäre wahrscheinlich ebenfalls diese Vitamin-C-Nahrungergänzung auf der Basis vollwertiger Nahrungsmittel am geeignetsten. Sie wäre auch für Menschen, die an einer anderen chronischen Krankheit leiden, Menschen mit einer sehr stressigen Lebensweise sowie solche in einer besonders belastenden Lebenssituation eine gute Wahl.

Generell gilt Vitamin C in hoher Dosierung als nicht toxisch; es könnte jedoch sein, dass wir noch nicht alle seine synergistischen oder antagonistischen Beziehungen mit anderen Nährstoffen kennen. Wir sollten auch immer das Konzept der biochemischen Individualität vor Augen haben, wie es von Dr. Roger Williams beschrieben wurde,[64] das darauf hinweist, dass manche Menschen, aber sicher nicht alle, möglicherweise Megadosen benötigen. So wäre es vielleicht klug, langfristige höhere Dosierungen von mehr als 1 g Vitamin C täglich den Menschen mit einer diagnostizierten Krankheit vorzubehalten, bei denen das Risiko von eventuellen negativen Wirkungen wahrscheinlich durch die potenziellen Vorteile wettgemacht wird. Auch Nahrungsergänzungsmittel sind nicht ganz ohne Risiken, wenn diese auch geringer sind als diejenigen, die mit cholesterinsenkenden Medikamenten wie den Statinen einhergehen, die selbst in geringster Dosierung bei allen Menschen toxisch wirken.

Diese Informationen über Vitamin C sind zumindest eine Mahnung, wie wichtig die regelmäßige Zufuhr von Vitamin-C-haltigen Nahrungsmitteln ist. Gemüse und Obst sind die besten Quellen. Die Aufnahme über Obstsäfte ist jedoch, wie bereits erwähnt, wegen des hohen Zuckergehalts und der dadurch erfolgenden raschen Zuckerfreisetzung ins Blut nicht sinnvoll. Dieser Umstand hat hier sogar noch eine größere Bedeutung, da eine hohe Zuckerzufuhr die Resorption von Vitamin C beeinträchtigen kann. Doch auch wenn Ebbot Michell ihr Rezept gegen Skorbut mit Orangensaft zubereitete, können wir davon ausgehen, dass die Seeleute, denen sie es verabreichte, erheblich weniger Zucker zu sich nahmen als der Durchschnitt der Menschen heute, sodass dieser Aspekt ihres Mittels damals wohl weniger problematisch gewesen sein dürfte. Fleisch, Milchprodukte und Getreide enthalten praktisch kein Vitamin C beziehungsweise nur ganz geringe Mengen.

Die Informationen in diesem Kapitel beziehen sich auf die Einnahme von Vitamin C speziell zur Vorbeugung gegen Herzerkrankungen. Vitamin-C-Ergänzungen in höheren Dosen können natürlich auch bei der Behandlung anderer Krankheiten einsetzbar sein, die aber nicht Thema dieses Buches sind.

Magnesium

Das Magnesium gehört zu den wichtigsten Faktoren im Zusammenhang mit Ernährung und Herzgesundheit, aber leider wird Magnesiummangel gegenwärtig von den meisten Ärzten, auch von Kardiologen, meist übersehen. Magnesium steht in der Reihe der im menschlichen Körper am häufigsten vorkommenden Grundstoffe an elfter Stelle. Obwohl es weniger als 0,1 Prozent der Körpermasse ausmacht, ist es für Hunderte von lebenserhaltenden biochemischen Prozessen unverzichtbar.

Etwa die Hälfte des Magnesiums im Körper befindet sich in den Knochen, die andere Hälfte überwiegend in den Geweben und Organen, während etwa 1 Prozent im Blut vorliegt.[65-67] Da Magnesium an zu vielen biologischen Prozessen beteiligt ist, als dass man sie in einem einzigen Buch beschreiben könnte, konzentriert sich dieser Abschnitt auf seine speziell mit Herzkrankheiten zusammenhängende biologische Funktion.

Zellenergie

Wie in Kapitel 6 besprochen, ist Adenosintriphosphat (ATP) die Einheit der tatsächlich nutzbaren Energie in unseren Zellen; die Nahrung wird abgebaut, vom Verdauungssystem resorbiert und zu den Körperzellen transportiert, wo sie in ATP umwandelt wird, das oft als die richtige „Energiewährung" für den Körper beschrieben wird. ATP liefert die Energie für nahezu alle biologischen Funktionen, etwa Wachstum, Bewegung, Entgiftung und elektrische Impulse in Nerven und Gehirn.

Wie CoQ10 ist Magnesium für die Bildung und Speicherung von ATP unerlässlich.[68,69] Daher kann ein Magnesiummangel die Energiebildung und die Pumpleistung des Herzens beeinträchtigen. Tatsächlich ist Magnesiummangel schon als wichtiger Einflussfaktor für eine Herzinsuffizienz vermutet worden.[70]

Wissenschaftler weisen darauf hin, dass die zentrale Rolle von Magnesium bei der ATP-Bildung bis zu den Anfängen des Lebens auf der Erde zurückverfolgt werden kann: von seinem Vorkommen in der Erdkruste (Eisen-Magnesium-Silikat) bis zum magnesiumreichen Urozean, zur Bildung von Chlorophyll, dessen Zentralatom Magnesium ist und das die Photosynthese ermöglicht und schließlich bis zur Entwicklung der tierischen Zelle, die das auf Magnesium angewiesene ATP enthält.[71,72]

Blutdruck

Magnesium wirkt als natürlicher Kalziumkanalblocker zur Blutdrucksenkung und es korrigiert auch Herzrhythmusstörungen. Menschen mit einem hohen Blutdruck, einer *Angina pectoris* oder einer Arrhythmie (Herzrhythmusstörung) wird oft ein Medikament verschrieben, das als Kalziumkanalblocker [CCB, von engl. *calcium channel blocker*, auch als Kalziumantagonist bezeichnet; Anm. d. Übers.] bekannt ist und zu den am weitesten verbreiteten Medikamenten in der Kardiologie gehört.[73] CCB senken den Blutdruck, indem sie auf die glatten Muskelzellen einwirken. Die glatte Muskulatur in den Blutgefäßen, im Magen-Darm-Trakt und in der Blase sorgt für langsame rhythmische unwillkürliche Kontraktionen.

Abbildung 7.2 zeigt den Querschnitt eines Blutgefäßes mit der Lokalisierung des glatten Muskels in der Wand des Blutgefäßes. Wenn sich dieser glatte Muskel zusammenzieht, verringert sich das Lumen (der innere Durchmesser des Gefäßes) – eine notwendige biologische Funktion für die Regulierung der Blutzirkulation. CCB nutzen diesen Mechanismus, um die glatte Muskulatur bei Menschen mit einem hohen Blutdruck zu entspannen. (Seite 136)

Gelangt Kalzium in eine glatte Muskelzelle, tritt es in Wechselwirkung mit den kontraktilen Proteinen, damit sich der Muskel zusammenzieht.[74] Wie schon sein Name sagt, hindert CCB Kalzium am Eintritt in die Zelle und übt daher eine entspannende Wirkung auf die Blutgefäße aus. Magnesium hat jedoch dieselbe Wirkung, es ist also ein natürlicher Kalziumantagonist.

Magnesium wirkt in vielen Situationen den Aktionen von Kalzium entgegen. Magnesium und Kalzium kontrollieren sich gegenseitig.[71] Kalzium kann man sich als Stimulator vorstellen, während Magnesium eine beruhigende und entspannende Wirkung hat.

Studien, die fast ein Jahrhundert zurückreichen, haben die blutdrucksenkenden Wirkungen von Magnesium nachgewiesen.[75] Und eine geringere Magnesiumaufnahme mit der Ernährung ist mit einem höheren Blutdruck in Zusammenhang gebracht worden.[76-78] Die Verbesserung der

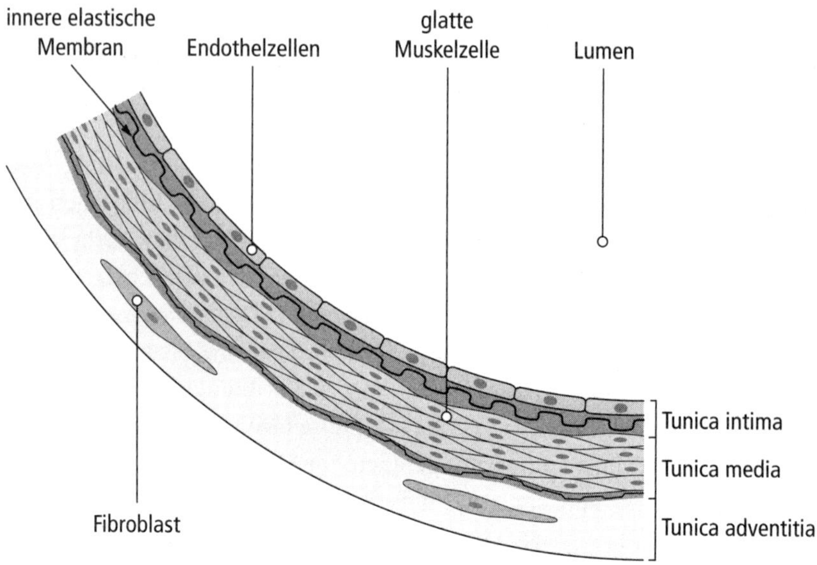

Abbildung 7.2: Querschnitt durch ein Blutgefäß mit der Lokalisierung der glatten Muskelzellen und des Lumens. Bild adaptiert aus Dosenbach/Wikimedia Commons.

Blutzirkulation durch Magnesium ist nicht auf die Entspannung der glatten Muskulatur beschränkt. Über verschiedene Mechanismen verbessert es nachweislich auch die Funktion des Endothels (der Zellen, die die Blutgefäße auskleiden).[67,79,80]

Herzrhythmusstörungen

Dieser Begriff bezieht sich auf jedes Problem mit der Herzfrequenz, also dem Rhythmus des Herzschlags, egal, ob er zu schnell, zu langsam oder unregelmäßig ist. Die meisten Rhythmusstörungen sind harmlos, doch manche können sehr ernst sein. Im Zuge einer Rhythmusstörung ist das Herz eventuell nicht in der Lage, genug Blut durch den Körper zu pumpen[81]; das kann zu Schäden im Gehirn, am Herzen selbst und in anderen Organen oder Organsystemen führen, denen Blut und Sauerstoff vorenthalten werden.

Ein „Herzschlag" besteht aus einem einzelnen Zyklus, in dessen Verlauf sich die Herzkammern entspannen und zusammenziehen, um Blut auszustoßen. Er wird von elektrischen Signalen gesteuert, die im Sinusknoten beginnen und der Herzfrequenz (der Anzahl der Schläge pro Minute) entsprechen. Das Signal greift auf den Atrioventrikularknoten über, wird dort langsamer, damit sich die Ventrikel (die Herzkammern) mit Blut füllen können, setzt sich dann zu den Zellen in der Wand der Herzkammern fort und führt dazu, dass sie sich zusammenziehen und das Blut durch den Körper pumpen.

Das richtige Gleichgewicht von Kalzium und Magnesium im Herzen wirkt sich stabilisierend auf diese elektrische Aktivität aus[71] und Magnesium ist nachweislich bei der Behandlung vieler verschiedener Formen der Rhythmusstörung wirksam.[82,83]

Die Bedeutung von Magnesium für die Regulierung des Herzschlags ist vielleicht am besten daraus zu schließen, dass Dr. Carolyn Dean, die seit mehr als 18 Jahren über Magnesium forscht, 2012 von der *Heart Rhythm Society* des Vereinigten Königreichs mit dem *Arrhythmia Alliance Outstanding Medical Contribution to Cardiac Rhythm Management Services Award* ausgezeichnet wurde, einem Preis für einen herausragenden medizinischen Beitrag im Dienst der Herzhythmussteuerung.[84]

Magnesium, Insulin und Glukose

Da Magnesium die Insulinresistenz verringert und die Aufnahme von Glukose in die Zellen unterstützt, spielt es eine wichtige Rolle im Glukose- und Insulinstoffwechsel. Bei Menschen, die Probleme mit der Steuerung des Blutzuckerspiegels haben – insbesondere bei Typ-2-Diabetikern oder Menschen mit einem metabolischen Syndrom [das durch abdominelle Fettleibigkeit, Bluthochdruck, veränderte Blutfettwerte und Insulinresistenz gekennzeichnet ist; Anm. d. Übers.] –, wird immer wieder ein niedriger Magnesiumspiegel festgestellt.

In einer Studie wurde der Magnesiumspiegel von Menschen mit einem metabolischen Syndrom mit demjenigen von gesunden Menschen verglichen. Von den 192 Probanden mit metabolischem Syndrom hatten 126 einen niedrigen Magnesiumspiegel im Blut, von den 384 gesunden Menschen waren es nur 19.[67,85]

Forscher an der *Harvard University* sahen sich die Magnesiumaufnahme über die Ernährung von etwa 85 000 Frauen und 42 000 Männern an und veröffentlichten ihre Ergebnisse 2004 in der Fachzeitschrift *Diabetic Care*. Sie stellten einen Zusammenhang zwischen Diabetes vom Typ 2 und einer geringeren Magnesiumzufuhr fest.[86] Dieser Zusammenhang bestand selbst nach Bereinigung der Daten weiter, die eine große Anzahl von Risikofaktoren ausmachen wie Gewicht und Grad der sportlichen Betätigung sowie andere wichtige Ernährungsfaktoren wie die glykämische Last der Ernährung. [Die „glykämische Last" beschreibt den Blutzuckeranstieg nach einer Portion zucker- bzw. kohlenhydrathaltiger Nahrung im Vergleich zu dem nach der Zufuhr von reiner Glukose; Anm. d. Übers.]

Natürlich sollten wir immer vorsichtig mit Schlussfolgerungen sein, wenn ein Zusammenhang entdeckt wird; Zusammenhänge zeigen oft nicht direkt die eigentlichen Ursachen. Da wir jedoch wissen, dass Magnesium am Glukosestoffwechsel beteiligt ist, können wir stärker darauf bauen, dass es einen wirksamen biologischen Mechanismus gibt.

Probleme beim Regulieren des Blutzuckerspiegels und insbesondere bei Diabetes vom Typ 2 stellen ein großes kardiovaskuläres Risiko dar. Angesichts der weltweiten epidemischen Ausbreitung des Diabetes vom Typ 2 sollte allem, was getan werden kann, um Probleme im Zusammenhang mit der Blutzuckerregulierung zu verhindern, Priorität eingeräumt werden. Und doch ist der Magnesiummangel ein weiterer wichtiger Faktor, der gegenwärtig von den Gesundheitsbehörden völlig ignoriert wird.

Weiterer Nutzen von Magnesium für das Herz

Der Magnesiumspiegel im Blut von Menschen, die einen Herzinfarkt erlitten haben, ist niedrig.[87-89] Das scheint besonders offensichtlich zu sein, wenn der Magnesiumspiegel bald nach einem Herzinfarkt bestimmt wird. Nach ungefähr zwei Wochen scheint sich der Spiegel wieder zu normalisieren[87]; das könnte darauf hinweisen, dass Magnesium eine wichtige Rolle beim Schutz der Herzmuskelzellen vor dem Absterben spielt.

Bei einer Autopsie lässt sich feststellen, dass die Herzkammermuskulatur bei Patienten, die an einem Herzinfarkt verstorben sind, weniger

Magnesium enthält[90,91] als bei Patienten, deren Tod eine andere Ursache hatte, und das tatsächlich infarzierte Gewebe (das aufgrund von Blut- und Sauerstoffmangel abgestorben ist) enthält sogar noch weniger Magnesium. Störungen bei anderen Mineralstoffen wurden ebenfalls festgestellt, etwa die Reduzierung von Kalium und Phosphor.

Magnesium hat auch antikoagulative Eigenschaften. Bei einem niedrigen Magnesiumspiegel kann der Blutgerinnungswirkung von Kalzium nicht entgegengewirkt werden.[68,92]

Im Jahre 2003 veröffentlichten Forscher einen Artikel in der Fachzeitschrift *American Heart Journal*, der den Zusammenhang zwischen dem Magnesiumspiegel im Blut und negativen Auswirkungen nach einer Koronararterien-Bypassoperation untersuchte (CABG, von engl. *coronary artery bypass graft surgery*). Die Forscher analysierten die Möglichkeit, über den Magnesiumspiegel im Blut die Auftretenshäufigkeit eines Herzinfarkts und den Tod prognostizieren zu können. Bis zu einem Jahr nach der CABG ließ sich ein Zusammenhang erkennen zwischen niedrigem Magnesiumspiegel (unter 4,4 mg/dl oder 1,8 mmol/l) und einem doppelt so hohen Risiko zu sterben oder einen Herzinfarkt zu erleiden.[93]

Fazit: Magnesium ist gut für das Herz und die Blutgefäße, denn es spielt eine zentrale Rolle bei der Energieproduktion der Zelle, fungiert als natürlicher Kalziumkanalblocker, verbessert die Endothelfunktion und unterstützt die Gefäßerweiterung. Es ist außerdem am Glukose- und Insulinstoffwechsel beteiligt, reguliert und stabilisiert den Herzschlag und wirkt auch in anderer Weise als Kalziumantagonist, etwa durch Verhindern einer übermäßigen Blutgerinnung.

Magnesiummangel

Dr. Carolyn Dean behauptet, dass 80 Prozent der Menschen in den Vereinigten Staaten Magnesiummangel hätten.[68] Natürlich gibt es gute Gründe für diesen Verdacht auf ein weit verbreitetes Defizit. In den Jahren 2001 und 2002 nahmen 56 Prozent der US-Bevölkerung weniger als die empfohlene Menge Magnesium mit der Ernährung auf. Bis 2005–2006 hatte sich die Situation etwas verbessert, das heißt, 48 Prozent der Menschen bekamen nicht genug Magnesium.[94] Hinsichtlich des Stellenwerts von Magnesium sind jedoch mehrere andere Faktoren zu berücksichtigen.

Selbst wenn wir sehr viele magnesiumreiche Nahrungsmittel zu uns nehmen (s. Tab. 7.3 bis 7.6), weisen Studien darauf hin, dass unsere Nahrungsmittel nicht mehr so viel Magnesium enthalten wie früher. Während der letzten mindestens 70 Jahre hat sich die Art und Weise, wie Nahrungsmittel angebaut und zubereitet werden, in vielen Ländern drastisch verändert, und die heute verfügbaren Nahrungsmittel enthalten nachweislich weniger Nährstoffe, als das früher der Fall war. Im Jahre 2002 enthielten Nahrungsmittel durchschnittlich 19 Prozent weniger Magnesium als 1940[95] und viele Behandler glauben, dass es seither noch schlechter geworden ist.

Die meisten Diuretika (Wasser ausschwemmende Medikamente, die oft bei Bluthochdruck und verschiedenen Herzkrankheiten verschrieben werden) führen dazu, dass der Körper auch Magnesium verliert. Tatsächlich verliert der Körper bei Konsum von allem, was die Urinausscheidung erhöht (zum Beispiel Tee, Kaffee oder Alkohol) auch Magnesium.[96]

Tabelle 7.3: Magnesium in Portionen von Nüssen, Samen und Kernen / Gehalt von maximalen zu minimalen Mengen absteigend

Nüsse oder Samen und Kerne	Portion	Magnesium (in mg)
Kürbiskerne	¼ Tasse	317
Paranuss	¼ Tasse	133
Sonnenblumenkerne	¼ Tasse	119
Mandeln	¼ Tasse	88–109
Cashewkerne	¼ Tasse	90
Pinienkerne	¼ Tasse	70–86
Leinsamen	2 Essl.	78
Sesamsamen	2 Essl.	56–68
Erdnüsse	¼ Tasse	65
Weichkastanie	¼ Tasse	54
Erdnussbutter	2 Essl.	50–52
Haselnüsse	¼ Tasse	48–52

Tabelle 7.4: Magnesium in Portionen von gekochtem Fisch und gekochten Meeresfrüchten, Gehalt von maximalen zu minimalen Mengen absteigend

Fische oder Meeresfrüchte	Portion	Magnesium (in mg)
Lachs	75 g	92
Heilbutt	75 g	80
Makrele	75 g	73
Seelachs	75 g	64
Krabbe, Krebs	75 g	47

Tabelle 7.5: Magnesium in Portionen von Obst und Gemüse, Gehalt von maximalen zu minimalen Mengen absteigend

Obst oder Gemüse	Portion	Magnesium (in mg)
Kaktusfeige	1 Frucht	88
Spinat, gekocht	½ Tasse	83
Mangold, gekocht	½ Tasse	80
Tamarinde	½ Tasse	58
Kartoffel (mit Schale), gekocht	1 mittelgroße	47–52
Okraschoten, gekocht	½ Tasse	50

Tabelle 7.6: Magnesium in Portionen von Hülsenfrüchten, Gehalt von maximalen zu minimalen Mengen absteigend

Hülsenfrüchte	Portion	Magnesium (in mg)
Schwarzaugenbohnen, gekocht	¾ Tasse	121
Tempeh (Soja)	¾ Tasse	116
Bohnen, gekocht, (Lima, Weiße, Adzuki, weiße nierenförmige, Pinto, Weiße Gartenbohne, Kichererbsen)	¾ Tasse	60–89
Linsen, gekocht	¾ Tasse	52

Wie bereits erwähnt ist Magnesium ein Kalziumantagonist; zu viel Kalzium kann dieselben Probleme verursachen wie Magnesiummangel. Während der letzten Jahrzehnte haben viele Menschen den Anteil der Milchprodukte in ihrer Ernährung erhöht, um die Kalziumzufuhr zu steigern, andere nehmen Kalziumergänzungen. Milchprodukte enthalten im Verhältnis zu Magnesium viel Kalzium; manche Ärzte glauben, dass der Verzehr zu vieler Milchprodukte zu Magnesiummangel führen könne.[96] Zwar ist auch der Kalziumgehalt der Nahrungsmittel durch die Methoden der Lebensmittelproduktion gesunken, doch gilt das hauptsächlich für Obst und Gemüse; der Kalziumgehalt von Milchprodukten hat sich nicht sehr verändert.[109] Daher nimmt eine beträchtliche Anzahl von Menschen möglicherweise zu viel Kalzium (im Verhältnis zu Magnesium) zu sich.

Verschiedene Lebensstilfaktoren, die mit Stress, anstrengendem Sport und chronischen Krankheiten zusammenhängen, können ebenfalls zu einer Magnesiumverarmung beitragen. Außerdem verbraucht laut Dr. Natasha Campbell-McBride ein Molekül Zucker im Zuge seiner Verstoffwechslung 28 Moleküle Magnesium.[28] Zieht man den astronomischen Anstieg des Zuckerkonsums der letzten Jahre in vielen Ländern weltweit in Betracht, ist das wahrscheinlich auch ein bedeutender Faktor, der zu Magnesiummangel beiträgt.

Wie können wir feststellen, ob wir einen Magnesiummangel haben? Wie zu Beginn dieses Kapitels erwähnt, befindet sich nur 1 Prozent des gesamten Magnesiumgehalts im Blut, sodass Bluttests (allein) für die meisten Menschen nicht hilfreich sind. Generell würde man bei einer geringen Magnesiummenge im Körper einen niedrigen Magnesiumspiegel im Blut erwarten. Doch der Körper holt sich das Magnesium aus den Geweben, um einen ausreichenden Spiegel im Blut aufrechtzuerhalten, sodass der Bluttest wohl normal ausfallen würde, selbst wenn in Wirklichkeit ein Magnesiummangel vorläge.

Behandler sprechen sich für Bluttests bei gleichzeitiger Feststellung von Magnesiummangelsymptomen aus. Zu den häufigen Symptomen gehören Wadenkrämpfe, Muskelzuckungen, Muskelschmerzen, Müdigkeit und Schwäche, Taubheitsgefühle oder Kribbeln, Persönlichkeitsveränderungen, Herzstolpern, ein Herzrhythmusstörungen und Herzkrämpfe.

Angesichts der vielen biochemischen Prozessen, bei denen Magnesium eine wichtige Rolle spielt, kann sich ein Magnesiummangel jedoch auch auf viele andere Körperfunktionen auswirken.

Magnesium als Nahrungsergänzung

Magnesiumergänzungen sind für sehr viele Menschen von Nutzen und jeder mit einem irgendwie gearteten Herzproblem, einem hohen Blutdruck oder Diabetes sollte sie ernsthaft in Erwägung ziehen. Wir sollten jedoch nie vergessen, dass Menschen ganz unterschiedlich auf bestimmte Therapien reagieren und jeder, der seine Blutdruckmedikamente absetzen möchte, sollte das unter sorgfältiger Überwachung des Blutdrucks während der Einführung von Magnesium oder anderen Ergänzungsmitteln tun. Es kann ein paar Wochen oder sogar einige Monate dauern, bis der Magnesiumspiegel auf einen optimalen Wert angestiegen ist, und während dieser Zeit kann der Betroffene seine Blutdruckmedikamente unter ärztlicher Überwachung möglicherweise nach und nach reduzieren.

Magnesiumergänzungen sind auch für ihre abführende Wirkung bekannt. Wer unter Verstopfung leidet, kann vorübergehend einen zusätzlichen Nutzen haben, doch ein durchfallartiger Stuhl über mehr als ein paar Tage ist weder sinnvoll noch gesund für den Körper. Daher wurden Magnesiumergänzungen entwickelt, die leichter resorbiert werden und mit geringerer Wahrscheinlichkeit zu dünnem Stuhl führen. Alternativ kann Magnesium durch Bäder mit Bittersalz (Magnesiumsulfat) über die Haut aufgenommen werden und es gibt auch Magnesiumsprays.

Orale Magnesiumergänzungen sollte nicht einnehmen, wer wenig Magensäure hat, da es alkalisierend wirkt. Bei einer Verdauungsschwäche, die mit geringer Magensäurebildung einhergeht, könnte Magnesium den Säure-Basen-Haushalt im Magen stören. Der Säuregehalt des Magens ist nicht nur für die Verdauung wichtig, sondern auch zur Abwehr von Mikroorganismen. Ein nicht genügend saurer Magen kann diesem Teil seiner Aufgaben nicht nachkommen; außerdem kann sich die Verdauung durch die Einnahme von Magnesium noch verschlechtern. Wenn die Nieren nicht richtig funktionieren, eine Nierenkrankheit vorliegt, die Herzfrequenz niedrig ist oder ein Darmverschluss besteht, sollten keine Magnesiumergänzungen eingenommen werden.

Magnesiuminjektionen

Dr. S. E. Browne, ein Allgemeinarzt aus England, wandte sich 1963 mit einem Brief über die Vorzüge von Magnesium bei der Prävention und Behandlung von Herzkrankheiten an das *British Medical Journal*. Darin zitierte er eine Reihe von Studien, die in den 1950er-Jahren mit Injektionen von Magnesium gemacht wurden, was sich für Herzpatienten als äußerst positiv erwies. Dr. Browne schrieb:

> *„Im Laufe von zweieinhalb Jahren habe ich in meiner Allgemeinpraxis festgestellt, dass Magnesiumsulfat (intramuskulär oder in resistenten Fällen intravenös verabreicht) das bei weitem wirkungsstärkste Mittel zur Gefäßerweiterung bei peripheren oder koronaren Gefäßkrankheiten ist."*

In den folgenden 30 Jahren arbeitete Dr. Browne weiterhin mit Magnesiumsulfat und fasste seine Arbeit in einem Artikel zusammen, der 1994 im *Journal of Nutritional Medicine* erschien[98] und die Ergebnisse bei verschiedenen Patientengruppen umfasste. Es wurden 126 Angina-pectoris-Patienten intravenös mit Magnesiumsulfat behandelt, von denen 116 vollständig von Schmerzen befreit wurden oder deren Schmerzen sich deutlich besserten.

Bei allen 59 mit Magnesiumsulfat behandelten Herzinfarktpatienten wurde eine gute Genesung beobachtet, ohne irgendeinen Hinweis auf Herzrhythmusstörungen (von denen normalerweise etwa 90 Prozent der Menschen nach einem Herzinfarkt beeinträchtigt sind).[99] Dr. Browne führte auch aus, dass der Großteil des Nutzens von Magnesiumsulfat darin bestehe, dass es die kollaterale Zirkulation innerhalb des Herzens öffne.

Um diese Zeit herum zeigten auch andere Studien, dass Herzpatienten von Magnesiuminjektionen profitierten.[100-102] Dazu gehörte eine größere Studie, die in *The Lancet* veröffentlicht wurde und bei der die Forscher zu folgendem Schluss kamen:

> *„Die intravenöse Verabreichung von Magnesiumsulfat ist eine einfache, sichere und breit einsetzbare Behandlungs-*

methode. Ihre Wirksamkeit bei der Verringerung der Zahl der frühzeitigen Todesfälle durch Herzinfarkt ist mit der thrombozytolytischen oder antithrombozytären Therapie vergleichbar, hängt aber nicht mit dieser zusammen.“

Eine weitere Studie, die im *International Journal of Cardiology* veröffentlicht wurde, schlussfolgerte:

„Diese Ergebnisse legen nahe, dass die Verabreichung von Magnesium das Auftreten von schweren Tachyarrythmien (Herzrasen) und Todesfällen nach einem akuten Herzinfarkt senkt und dass diese einfache Maßnahme weitere Untersuchungen rechtfertigt.“[103]

Bis Mitte der 1990er-Jahre ergaben fast alle veröffentlichten Studien, dass Magnesiuminjektionen nutzbringend sind. Daher sah es eine Zeit lang gut aus für die Magnesiumsulfattherapie. Dann wurde 1995 eine große Studie mit mehr als 58 000 Patienten in *Lancet* veröffentlicht.[104] Diese Studie mit dem Namen ISIS-4 kam zu dem Schluss, dass es im Zusammenhang mit den Magnesiumsulfatinjektionen überhaupt keinen Nutzen gebe und dass sie sogar in geringem Maße Schaden anrichteten. [ISIS steht für *International Study for Infarct Survival*, zu Deutsch etwa: Internationale Studie über das Überleben von Infarkten; Anm. d. Übers.]

Dr. Damien Downing, der Präsident der *British Society for Ecological Medicine*, veröffentlichte inzwischen einen Artikel, in dem er beschrieb, wie die Forscher der ISIS-4-Studie die Probanden überdosierten, indem sie ihnen womöglich zu viel Magnesiumsulfat zur falschen Zeit gaben und es zu schnell und unkontrolliert verabreichten.[105]

Offensichtlich kommt es zu einem sehr niedrigen Blutdruck und den damit einhergehenden Komplikationen, wenn man zu viel Magnesium zu schnell verabreicht. Dr. Downing argumentierte, dass eine Überdosierung hätte vermieden werden können, wenn die aus den vorherigen Studien gewonnenen Erkenntnisse bei der ISIS-4-Studie berücksichtigt worden wären.

Natrium und Kalium

Verschiedene Gesundheitsbehörden erzählen uns, dass die Zufuhr von zu viel Salz für das Herz schlecht sei. Genauer gesagt machen sich Fachleute Sorgen über die Aufnahme von Natrium im Vergleich zu Kalium. Die Weltgesundheitsorganisation (WHO) rät Erwachsenen, weniger als 5 g Salz, weniger als 2 g Natrium und mehr als 3,5 g Kalium täglich zu sich zu nehmen.[106]

Die Sorge beruht hauptsächlich auf Beobachtungen, dass eine hohe Natrium- oder eine im Verhältnis zu Natrium niedrige Kaliumzufuhr den Blutdruck erhöhen kann. Die *American Heart Association* ist sogar noch strenger und empfiehlt, nicht mehr als 1,5 g Natrium täglich zu sich nehmen.[107] Diese Richtlinie beruht auf Studien, die darauf hinwiesen, dass eine Natriumzufuhr unterhalb dieser Menge mit einem niedrigeren Blutdruck einhergeht. Die Mechanismen, durch die die Natriumzufuhr den Blutdruck beeinflusst, werden bis jetzt noch nicht richtig verstanden, doch man nimmt an, dass sie hauptsächlich mit der engen Beziehung zwischen Natrium und Wasser zu tun haben.

Wenn Natrium über den Gastrointestinaltrakt resorbiert wird, nimmt es Wasser mit und sorgt so dafür, dass der Körper hydriert bleibt. Die Bestände der wesentlichen Körperflüssigkeiten werden durch Natrium aufrechterhalten. Ohne Natrium würden die flüssigen Bestandteile des Blutes und die Flüssigkeiten, von denen die Körperzellen umgeben sind, ihr Wasser verlieren, was zur Dehydrierung und zum Tod führen würde. Mithilfe verschiedener Systeme versucht der Körper, Natrium und Wasser perfekt im Gleichgewicht zu halten. Die Blutgefäße und das Gehirn schicken Informationen zu den Nieren, woraufhin diese Natrium entweder im Körper zurückhalten oder mit dem Urin ausscheiden. Die Natriumzufuhr führt auch zu Veränderungen beim Durstempfinden, das ein Mittel zum Regulieren des Wassers im Verhältnis zu Natrium ist.

Durch einen zu hohen Natriumkonsum, so nimmt man an, erhöhen sich das Flüssigkeitsvolumen und der Druck in den Blutgefäßen. Kalium hat nicht die gleiche Affinität zu Wasser. Tatsächlich sind Kalium und Natrium Antagonisten; Kalium wirkt den Folgen von Natrium entgegen und umgekehrt.

Der intrazelluläre, also der in den Körperzellen befindliche Raum enthält viel mehr Kalium als der extrazelluläre, der die Körperzellen umgebende Raum, und das Umgekehrte gilt für Natrium. Daher bedarf es ganz eindeutig eines richtigen Gleichgewichts zwischen Natrium und Kalium im Körper, doch die aktuellen Empfehlungen für die Natriumzufuhr gewährleisten dies möglicherweise nicht.

Studien über die Salzzufuhr sind etwas problematisch. Die Daten der verschiedenen Studien miteinander zu vergleichen ist schwierig, weil die Salzzufuhr mit zwei verschiedenen Methoden bestimmt wird: mit der Natriumausscheidung im Urin oder mit dem Schätzen der Aufnahme über die Ernährung. Die Bestimmung aus dem 24-Stunden-Urin ist möglicherweise die genaueste Methode, da 90 bis 95 Prozent der Natriumzufuhr im Urin ausgeschieden wird. Die Sammlung des 24-Stunden-Urins ist jedoch nicht praktikabel, insbesondere nicht während eines ausgedehnten Studienzeitraums; also haben die Forscher vorgeschlagen, den morgendlichen Nüchternurin als zuverlässigen Ersatz zu untersuchen.[108-109] Die Kontrolle der Natriumausscheidung mit dem Urin berücksichtigt allerdings den Natriumverlust durch die Schweißbildung nicht.

Die Zufuhr über die Ernährung wird mithilfe von Ernährungstagebüchern und Fragebögen ermittelt. Hier gibt es jedoch reichlich Spielraum für Fehler, wenn sich der Proband nicht an alles erinnert, was er gegessen hat. Weitere Ungenauigkeiten können sich durch einen unterschiedlichen Salzgehalt gängiger Nahrungsmitteln ergeben und wenn Tafelsalz nicht als Inhaltsstoff angegeben ist. Außerdem muss die Portionsgröße genau erfasst werden.[108]

Empfehlungen für die Aufnahme von Salz mit der Ernährung beruhen hauptsächlich auf klinischen Studien, bei denen mit der Urinanalyse gearbeitet wurde. Doch bei den Umfragen in der Bevölkerung sollten sich die Menschen *erinnern*, was sie gegessen hatten; darauf beruhte die Auswertung und es gibt keine Methode, die es ermöglicht, diese beiden unterschiedlichen Messmethoden zu vergleichen.[108]

Die Analyse wird durch die Unterschiede im Salzkonsum jedes Menschen noch komplizierter. Der eine nimmt eventuell mehr Natrium zu sich, weil er industriell verarbeitete Nahrungsmittel wie Fertiggerichte isst, während der andere vielleicht Salz über eine ausgewogenere Ernährung aufnimmt, zu der auch mehr frisches Obst und Gemüse gehören. Daher sind manche Ernährungsweisen möglicherweise natriumreich, aber auch kaliumreich. Die Ernährung mancher Menschen könnte aber auch viele andere herzschützende Nährstoffe enthalten, die den ansonsten negativen Einfluss des Natriums wettmachen.

Alles in allem haben die Studien trotz dieser Schwierigkeiten bei der Interpretation der Daten generell einen Zusammenhang zwischen geringerer Natriumzufuhr und niedrigerem Blutdruck gezeigt[110-116], auch wenn die mit einer geringeren Natriumaufnahme einhergehende Blutdrucksenkung oft recht gering ausfällt. Zum Beispiel ergab eine von der *Cochrane Hypertension Group* durchgeführte Analyse, dass eine mäßige Verringerung der Natriumzufuhr bei Menschen mit einem hohen Blutdruck zu einer durchschnittlichen Senkung von 5 mmHg beim systolischen, dem „oberen" Wert, und um 2,7 mmHg beim diastolischen, dem „unteren" Wert führte.[116] [Beschrieben wird hier die Messung in mm Quecksilbersäule, wie das bei den alten Blutdruckmessgeräten der Fall war. Die *Cochrane Groups* sind ein weltweites Netz von Wissenschaftlern und Ärzten; sein Ziel ist es, systematische Übersichtsarbeiten zur Bewertung medizinischer Therapien zu erstellen, immer wieder zu aktualisieren und zu verbreiten. Anm. d. Übers.]

Bei Menschen mit einem normalen Blutdruck fiel die Senkung geringer aus (2,3 mmHg für die Systole und 1 mmHg für die Diastole). Würde eine Senkung um 2 mmHg beim diastolischen Blutdruck auf eine sehr große Bevölkerungsgruppe (wie zum Beispiel eine ganze Nation) bezogen, würde sich daraus mathematisch eine Gesamtsenkung des Herzerkrankungsrisikos um 6 Prozent ergeben.[117] Doch wie relevant diese geringen Senkungen für den einzelnen Menschen sind, ist fraglich.

Da der Blutdruck aufgrund eines breiten Spektrums verschiedener Krankheiten oder Beschwerden schwanken kann, ist es wichtig, nach einer Verbindung zwischen der geringeren Natriumzufuhr und dem tatsächlichen Rückgang der kardiovaskulären Probleme anstatt nur nach den Veränderungen des Blutdrucks zu suchen. Bei solchen Studien kam es zu gemischten Ergebnissen; einige haben ein erhöhtes Risiko für eine Herz-Kreislauf-Erkrankung bei hoher Natriumzufuhr bestätigt[118-121], andere dagegen nicht.[122-125] Tatsächlich haben die Forscher insgesamt darauf hingewiesen, dass die Beziehung zwischen der Natriumzufuhr und einer Herzerkrankung eine j-förmige Kurve beschreibe[110]; dabei könne sowohl eine niedrige als auch eine hohe Natriumzufuhr ein erhöhtes Risiko beinhalten.

Die statistisch geringsten kardiovaskulären Risiken wurden bei einer Natriumzufuhr von 3 bis 5 g täglich beobachtet; dabei ging sowohl mit einer höheren Zufuhr (über 5 g täglich) als auch mit einer geringeren Zufuhr (unter 3 g täglich) ein erhöhtes Risiko einher.[110] Das ist wichtig, denn obwohl die Daten tatsächlich einen gewissen Zusammenhang mit der Natriumzufuhr bestätigen, sind die aktuellen Empfehlungen zu niedrig angesetzt und mit einem erhöhten Risiko verbunden. Wie bereits erwähnt, empfehlen die Gesundheitsbehörden eine Natriumzufuhr von 1,5 bis 2 g täglich. Alles in allem bedeutet diese Menge eine Zunahme der kardiovaskulären Probleme.

Die Gesundheitsbehörden haben sich möglicherweise von der blutdrucksenkenden Wirkung einer sehr natriumarmen Ernährung blenden lassen und darüber die anderen Auswirkungen einer solchen Ernährungsweise außer Acht gelassen. Eine sehr natriumarme Ernährung verändert nachweislich den Spiegel einiger Hormone und Zytokine, die an der Kommunikation zwischen den Zellen beteiligt sind.[110,126] Eine Natriumzufuhr im mittleren statt im unteren Bereich verbessert sogar nachweislich die Ergebnisse bei manchen Patienten mit Herzinsuffizienz.[126]

Wie bereits erwähnt sollten wir auch die Kaliumzufuhr berücksichtigen, denn es gibt Hinweise darauf, dass es bei Kalium eventuell einen ähnlichen Zusammenhang gibt. Eine Studie, die die Daten von ungefähr 39 000 Patienten in den Vereinigten Staaten auswertete, die bereits einen Herzinfarkt erlitten hatten, stellte eine u-förmige Kurve fest. Ähnlich wie bei Natrium gingen sowohl ein niedriger als auch ein hoher Kaliumspiegel mit einem erhöhten kardiovaskulären Risiko einher; bei einem mittleren Kaliumspiegel war es am geringsten.[127]

Die j-förmige und die u-förmige Kurve für Natrium beziehungsweise Kalium könnten weitere Hinweise darauf sein, dass die Spiegel in *Relation* zueinander das Wichtigste sind. Es gibt tatsächlich einige Daten, die nahelegen, dass ein höherer Natrium-Kalium-*Quotient* bei der

Ausscheidung in engerem Zusammenhang mit einem erhöhten kardiovaskulären Risiko steht als die *Menge* von Natrium oder Kalium allein.[128,125]

Das Natrium-Kalium-Gleichgewicht nach einem Herzinfarkt

Die Bedeutung des richtigen Gleichgewichts zwischen Natrium und Kalium wird durch die Beobachtung des Herzmuskelgewebes nach einem Herzinfarkt weiter veranschaulicht. Bei einem akuten Herzinfarkt kann die Gewebeschädigung in drei Zonen des Herzmuskelgewebes festgestellt werden. Der Kernbereich besteht aus nekrotischem (abgestorbenen) Gewebe und abgestorbenen Zellen aufgrund von Sauerstoffmangel. Daneben gibt es einen Bereich von schwerer Verletzung, der aus Zellen besteht, die absterben werden, wenn die Stoffwechselstörung nicht behoben werden kann. Schließlich wird dieses Areal von einer weniger ischämischen, das heißt, weniger stark minderdurchbluteten Zone umgeben, deren Zellfunktion gestört ist, wobei diese Störung aber reversibel ist. Kurzum, es gibt ein Gefälle beim Schadensumfang und bei der Stoffwechselstörung, das heißt, mit zunehmendem Abstand vom nekrotischen Zentrum verringert sich der Schaden allmählich.

Das Schadensgefälle korreliert mit der Menge an Natrium in der Zelle. Wie bereits erwähnt, befindet sich wesentlich mehr Natrium außerhalb der Zelle (in extrazellulären Raum) als in der Zelle. Bei gesunden Verhältnissen gibt es einen wirkungsstarken Mechanismus, der überschüssiges Natrium ständig aus der Zelle pumpt, die sogenannte Natrium-Kalium-Pumpe; nach einem Herzinfarkt ist die Zellmembran jedoch geschädigt und zusätzliches Natrium strömt in die Zelle ein. Dieser Natriumüberschuss erhöht das Flüssigkeitsvolumen der Zelle und lässt sie anschwellen; die Zellfunktion sowie ihre Fähigkeit, das Natrium herauszupumpen, sind gestört.

Der äußere Bereich des Gewebeschadens entspricht normalerweise einer 50-prozentigen Erhöhung der Natriummenge in der Zelle. Die mittlere Zone entspricht einer 200-prozentigen Erhöhung und im inneren nekrotischen Kern ist sie um 300 Prozent erhöht.

Gleichzeitig lässt sich eine ähnliche, aber umgekehrte Situation bei Kalium beobachten. Normalerweise befindet sich viel mehr Kalium innerhalb der Zelle als außerhalb, doch nach einem Herzinfarkt kommt es zu einem Rückgang des Kaliumgehalts in der Zelle und dieser entspricht wieder dem Grad des Gewebeschadens in den drei betroffenen Zonen.

Diese Beobachtungen brachten Dr. Demetrio Sodi Pallares aus Mexiko City auf die Idee, eine polarisierende Lösung zu entwickeln, um die Korrektur der Störung bei Kalium und Natrium nach einem akuten Herzinfarkt zu unterstützen. Die Lösung beruhte auf einer früheren Arbeit des französischen Forschers Henri Laborit und bestand aus Glukose, Insulin und Kalium. Das Insulin schleust Glukose und Kalium in die Zelle.

Die positiven Ergebnisse, die Dr. Pallares mit seiner polarisierenden Lösung in den 1960er-Jahren erzielte, waren recht spektakulär und eine Reihe von prominenten Kardiologen auf der ganzen Welt begannen ebenfalls damit zu arbeiten.[129] Damals und bei zahlreichen Studien, die seither durchgeführt wurden, gingen die Anzahl der Todesfälle, das Ausmaß der Gewebeschäden und Komplikationen wie Herzrhythmusstörungen nach einem Herzinfarkt durch die polarisierende Lösung zurück.[130-141]

Tatsächlich erstrecken sich die Vorteile der polarisierenden Lösung auch auf andere Gebiete der Medizin, die über den Rahmen dieses Buches hinausgehen, und sie umfassen das elektrische Potenzial über die Zellmembran hinweg und die zusätzliche Nutzung von elektromagnetischen Feldern. Eingehender wird das in dem ausgezeichneten Buch *Elektromagnetic and Subtle Energy Medicine* besprochen.[129]

Schlussfolgerungen

Was bedeutet das alles für die Millionen von Menschen, die versuchen, sich „herzgesund" zu ernähren? Ganz eindeutig ist die Menge an Natrium, die im Verhältnis zu Kalium konsumiert wird, von Bedeutung. Die Menschen in den Vereinigten Staaten nehmen zum Beispiel durchschnittlich 3,4 g Natrium täglich zu sich.[142] Der amerikanischen Öffentlichkeit wurde wiederholt erzählt, dass sei mehr als das Doppelte der empfohlenen Menge. Die Daten aus den in diesem Kapitel erwähnten Studien weisen jedoch darauf hin, dass das nicht schädlich ist. Gleichzeitig gibt es aber Grund zu der Annahme, dass die Kaliumzufuhr im Vergleich zur Natriumzufuhr möglicherweise zu gering ist.

In vielen Ländern der Welt werden jetzt mehr industriell verarbeitete Nahrungsmittel verzehrt, die oft Natrium als Konservierungsstoff enthalten. Das bedeutet naturgemäß, dass die Menschen auch weniger frisches Gemüse und Obst zu sich nehmen, die große Mengen Kalium enthalten. Obwohl also die Natriumzufuhr für sich genommen eventuell noch keinen Anlass zur Sorge gibt, ist es wahrscheinlich, dass das Gleichgewicht zwischen Natrium und Kalium bei vielen Menschen nicht ideal ist.

Daher besteht die beste, einfachste und wirksamste Lösung für die meisten Menschen darin, den Verzehr von industriell verarbeiteten Nahrungsmitteln einfach zugunsten von mehr frischem Obst und Gemüse zu verringern, was natürlich noch zusätzliche ernährungsbedingte Vorteile bietet (s. Tabelle 7.7 bis 7.9). Nur die Natriumzufuhr zu senken könnte schädlich sein, da dann die Gefahr besteht, dass es zu einem Natriummangel kommt.

Tabelle 7.7: Kalium in Gemüseportionen, Gehalt von maximalen zu minimalen Mengen absteigend

Gemüse	Portion	Kalium (in mg)
Rote Bete-/Kohl-Blätter, gekocht (oder Rote Bete-/Kohlsprossen)	1 Tasse	1,309
Kartoffeln (als Ofen- oder Folienkartoffeln)	1 mittelgroße	1,081
Süßkartoffeln, gekocht	1 mittelgroße	694
Pastinaken, gekocht	1 Tasse	573
Bete, gekocht	1 Tasse	519
Rosenkohl, gegart	1 Tasse	495
Winterkürbis/Riesenkürbis, gebraten	1 Tasse	494
Brokkoli, gegart	1 Tasse	457
Karotten, roh	1 Tasse	352
Artischocken, gekocht	1 mittelgroße	343
Tomaten	1 mittelgroße	292
Okraschoten, gekocht	1 Tasse	216

Tabelle 7.8: Kalium in Obstportionen, Gehalt von maximalen zu minimalen Mengen absteigend

Obst	Portion	Kalium (in mg)
Cantaloupe-Melone	1 Tasse	427
Bananen	1 mittelgroße	422
Aprikosen, getrocknet	10 halbe	407
Grapefruit	1 mittelgroße	332
Pflaumen	5 Stück	307
Nektarinen	1 mittelgroße	273
Datteln	5 Stück	272
Rosinen (kernlos)	¼ Tasse	271
Erdbeeren	1 Tasse	254
Brombeeren	1 Tasse	233

Tabelle 7.9: Kalium in Portionen weiterer Nahrungsmittel, Gehalt von maximalen zu minimalen Mengen absteigend

Nahrungsmittel	Portion	Kalium (in mg)
Linsen, gekocht	85 g	731
Lachs, gegart	85 g	347
Rinderhackfleisch (als Burger oder Frikadelle)	85 g	258
Pute, gebraten	85 g	212
Mandeln	24 Stück	200

Dieses einfache Konzept trifft für die meisten Menschen zu, die kein diagnostiziertes Herzproblem und eine gut funktionierende Natrium-Kalium-Pumpe haben.

Wer jedoch eine Herzerkrankung oder ein anderes medizinisches Problem hat, sollte sein Natrium-Kalium-Gleichgewicht sorgfältiger kontrollieren und das unbedingt mit seinem Arzt besprechen. Bei solchen

Fällen hoffe ich, dass die in diesem Kapitel vermittelten Informationen sachkundigere Diskussionen mit den medizinischen Fachleuten ermöglichen.

Wasser

Nach den Worten einer fremden Rasse, auf die das Raumschiff *Enterprise* in der Fernsehserie *Star Treck: Die nächste Generation* trifft, sind Menschen „hässliche, hauptsächlich aus Wasser bestehende Säcke."[143] Zwar sollte diese Aussage der Unterhaltung dienen, doch ist sie im Grunde genommen richtig. Vom Volumen her sind zwei Drittel unseres Zellinhalts Wasser, aber da das Wassermolekül so klein ist, bedarf es vieler Wassermoleküle, damit zwei Drittel zusammenkommen. Tatsächlich besteht der Körper, bezogen auf die Anzahl der *Moleküle*, zu 99 Prozent aus Wassermolekülen. So überrascht es vielleicht nicht besonders, dass der Hydrierungszustand Einfluss auf das Herz nehmen kann.

Forscher veröffentlichten 2002 eine Studie, in der die täglich aufgenommene Wassermenge und die Anzahl der Todesfälle durch Herzkrankheiten in den USA untersucht wurden.[144] Die Studie umfasste etwa 20 000 Männer und Frauen zwischen 38 und 100 Jahren, die sechs Jahre lang beobachtet wurden. Die Forscher stellten einen engen Zusammenhang zwischen der vermehrten Wasserzufuhr und einer Reduzierung der Todesfälle durch Herzkrankheiten fest. Im Durchschnitt hatten Menschen, die täglich fünf oder mehr Gläser Wasser tranken, ein etwa halb so großes Risiko, an einer Herzkrankheit zu sterben, wie Menschen, die nur zwei Gläser täglich oder weniger tranken (s. Abb. 7.3). Der Zusammenhang blieb auch dann bestehen, wenn man ein breites Spektrum anderer Faktoren wie Alter, Rauchgewohnheiten, Bluthochdruck, Body-Mass-Index, Bildungsgrad und eine Östrogenersatztherapie bei Frauen in den Wechseljahren herausrechnete.

Keiner der Probanden zeigte vorher Anzeichen einer Herzkrankheit, daher war das Ausgangsrisiko für viele Menschen gering. Doch trotzdem kam es zu spektakulären Ergebnissen zugunsten der wahrscheinlich ältesten Hilfsmaßnahme überhaupt: Trinken von mehr Wasser. Außerdem sind

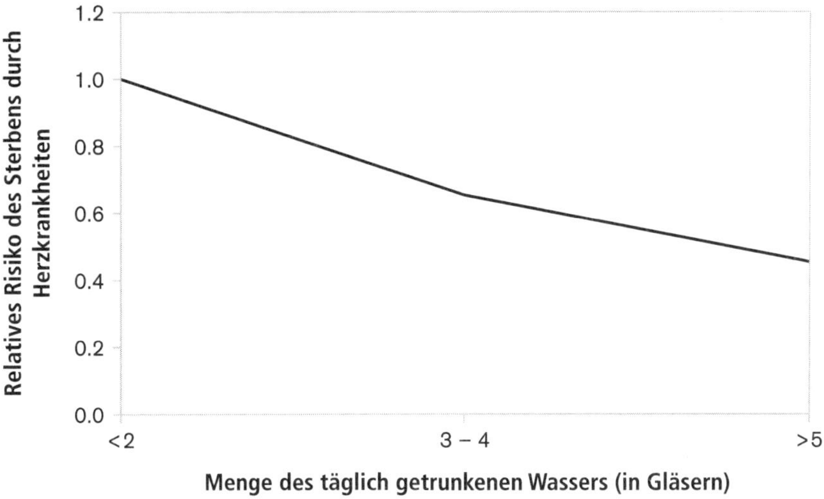

Abbildung 7.3: Der Zusammenhang zwischen der täglich getrunkenen Menge von Gläsern zu je 250 ml Wasser im Vergleich mit dem Risiko, an einer Herzkrankheit zu sterben. Der Graph veranschaulicht die Daten von Männern. Adaptiert aus Chan J, Knutsen SF, Blix GG, Lee JW, Fraser GE: „Water, other fluids, and fatal coronary heart disease: die Adventist Health Study", in: *Am J Epidemiol.* 2002 / 155 (9), S.827–833 [Titel zu Deutsch etwa: Wasser, andere Flüssigkeiten und tödliche Herzkrankheiten: Die Adventisten-Gesundheitsstudie]

die Ergebnisse ein Hinweis darauf, dass optimale Wasserzufuhr die Sterblichkeit durch Herzkrankheiten möglicherweise wirksamer senkt als die Einnahme von Statinen.

Die Wasserzufuhr wird von keinem der von Ärzten verwendeten Risikorechner berücksichtigt. Durch die aktuellen klinischen Richtlinien werden sie darin bestärkt, nach Markern zu suchen, für die es zu ihrer Behandlung einsetzbare *Medikamente* gibt. Weltweit werden im Laufe von zwei Jahrzehnten Hunderte Milliarden Dollar für Statine ausgegeben; darin sind die finanziellen und gesundheitlichen Kosten aufgrund von Nebenwirkungen dieser Medikamente noch gar nicht enthalten. Andererseits ist Wassertrinken praktisch kostenlos und die einzigen

„Nebenwirkungen" sind gesundheitliche Verbesserungen auch in anderen Bereichen.

Wie bei der Interpretation aller Studien muss man vorsichtig sein, um nicht Zuordnungen oder Zusammenhänge mit den eigentlichen Ursachen zu verwechseln. Zuordnungen und Zusammenhänge sind noch keine Beweise für Kausalzusammenhänge. Zusätzlich zu den Daten sollten wir uns also immer fragen, ob es einen plausiblen biologischen Mechanismus gibt.

Die Vorteile des Wassertrinkens für das Herz-Kreislauf-System bestehen zumindest zum Teil in einer Verbesserung der Blutviskosität und der Blutgerinnungsfaktoren. Es ist allgemein bekannt, dass eine erhöhte Blutviskosität (vermehrte Zähflüssigkeit und Klebrigkeit des Blutes) das Risiko einer Herzerkrankung erhöht.[144-154] Die Blutviskosität ist ein direktes Maß für seine Fähigkeit, durch die Gefäße zu fließen; sie bestimmt, wie viel Reibung dadurch an den Gefäßen entsteht und wie schwer das Herz arbeiten muss, um Blut und Sauerstoff zu den Organen und Geweben zu transportieren. Die Blutviskosität ist daher ein wesentlicher Aspekt von Herzerkrankungen. Auch wenn die Wasserzufuhr nicht der einzige Faktor ist, der sie beeinflussen kann, ist sie ganz sicher einer davon.[155-157]

Es ist in medizinischen Kreisen bestens bekannt, dass sich Herzinfarkte oft in den Morgenstunden ereignen; auffallend ist, dass die Blutviskosität morgens auch oft höher ist.[144,158,159] Während der Nacht wird nicht, wie tagsüber, Flüssigkeit nachgefüllt; das könnte ein Faktor sein, der die höhere Viskosität und das vermehrte Auftreten von Herzinfarkten am Morgen begründet.[144] Koffeinhaltige Getränke, die eine leichte diuretische Wirkung haben, können die Blutviskosität durch den nach ihrem Konsum entstehenden Flüssigkeitsverlust ebenfalls erhöhen.[160]

Der Elektrolythaushalt

Dehydrierung (Austrocknung) kann auch den Elektrolythaushalt des Körpers beeinträchtigen. Elektrolyte sind Mineralstoffe im Körper, die eine elektrische Ladung tragen. Natrium, Kalzium, Magnesium, Kalium, Chlor und Phosphor wirken als Elektrolyte; sie werden von den Zellen genutzt, um die Spannungen durch ihre Membranen hindurch aufrechtzuerhalten und elektrische Impulse weiterzuleiten.

Diese elektrischen Impulse oder Signale sind für die Herzfunktion unverzichtbar. Die Herzzellen halten mithilfe der Elektrolyte das elektrische Signal aufrecht, das die Grundlage des Herzschlags ist. Ist der Elektrolythaushalt durch Dehydrierung gestört, kann sich das auf den Herzrhythmus auswirken und zu Herzrhythmusstörungen führen.

Natürlich kann die Zufuhr von *zu viel* Wasser den Elektrolythaushalt ebenfalls stören; daher sollten wir uns bemühen, hier unser eigenes Optimum zu finden.

Hartes Wasser

Ob Wasser als hart oder weich gilt, hängt von seinem Mineralstoffgehalt ab. Hartes Wasser enthält mehr Mineralien als weiches Wasser, insbesondere Kalzium und Magnesium. Seit Ende der 1950er-Jahre vertreten Forscher die Auffassung, dass es bei Menschen, die hartes Wasser trinken, seltener zu Todesfällen durch Herz-Kreislauf-Krankheiten kommt[161,162], und diese Hypothese wird durch eine Reihe von Studien gestützt[163-168]; dabei ist der Magnesiumgehalt anscheinend der wichtigste Faktor .

Wie wir in diesem Kapitel besprochen haben, ist Magnesiummangel einer der wichtigsten mit einer Herzkrankheit einhergehenden ernährungsbedingten Faktoren und in Studien wurde nachgewiesen, dass im Wasser enthaltenes Magnesium mit einer etwa um 30 Prozent höheren Effizienz resorbiert wird als das Magnesium in der Ernährung.[168] Das Trinken von hartem Wasser ist eine ausgezeichnete Möglichkeit, die Magnesiumzufuhr zu erhöhen und einem Mangel und damit einer Herzerkrankung vorzubeugen.

Vorsichtsmaßnahmen

Wie erwähnt kann man auch *zu viel* Wasser zu sich nehmen. Wie bei allen Dingen ist der Wasserbedarf jedes Einzelnen unterschiedlich. Insbesondere Patienten mit einer Herzinsuffizienz müssen ihre Flüssigkeitszufuhr sorgfältig regulieren, da zu viel Wasser das Herz belasten kann. Diese Patienten sollten ihren Arzt aufsuchen, um die optimale Flüssigkeitszufuhr mit ihm zu besprechen.

Kapitel 8

Fazit: Was wir tun können

Die Hauptthese dieses Buches besagt, dass eine Herzerkrankung durch das komplexe Zusammenspiel einer großen Anzahl von Faktoren verursacht wird und dass die Ermittlung des individuellen Herzinfarktrisikos eines Menschen daher nicht auf die Berechnungen eines simplen Risikorechners reduziert werden kann. Der zurzeit benutzte Risikorechner dient den Zielen der Pharmaunternehmen; er ist insbesondere auf hypothetische Risikofaktoren ausgerichtet, die mit vorhandenen Medikamenten zu behandeln sind.

Die Ursache einer Herzkrankheit liegt im Zusammenwirken von Faktoren, die mit der Reaktion auf Stress, mit der Ernährung, der Lebensweise, dem Immunsystem und der Umgebung, dem Milieu, verbunden sind. Alle diese Faktoren unterliegen nicht nur einer Wechselwirkung, auch die Bedeutung, die jeder von ihnen für den Einzelnen hat, variiert von Mensch zu Mensch erheblich. So kann bei dem einen die Hauptursache eines Herzinfarkts zum Beispiel psychischer Stress sein, der zu einer Infektanfälligkeit führt. Bei einem anderen ist die Kombination aus Fehlernährung und einem hohen Blutzuckerspiegel als Ursache denkbar.

Die Einnahme eines Statins oder eines anderen entsprechenden Medikaments schützt nur in sehr geringem Maße vor den wirklichen Ursachen eines Herzinfarkts. Die Prognosen aus den Daten von klinischen Studien mit Statinen zeigen, dass ein solches Ereignis bei etwa 1,6 Prozent der

Menschen, die das Medikament über einen Zeitraum von 5 Jahren nehmen, verhindert werden könnte.[1]

Doch wir dürfen nicht vergessen, dass diese Daten mit Schwächen behaftet sind, obwohl sie überwiegend aus randomisierten klinischen Studien stammen. Die Bevölkerungsgruppen für klinische Studien werden ausgewählt und zum Studienprozedere gehört eine Vorlaufzeit, während der viele Probanden aus verschiedenen von den Forschern festgelegten Gründen ausgeschlossen werden können. Die Studie selbst kann so konzipiert werden, dass das Ergebnis für das geprüfte Medikament eher positiv ausfällt, und der abschließend veröffentlichte Bericht wird von Statistikern und professionellen Autoren geschrieben, die für das Unternehmen arbeiten, das die Studie finanziert. Insgesamt könnte man argumentieren, dass in den Berichten von klinischen Studien die reale Zielgruppe der Medikamente nicht richtig repräsentiert wird. Wenn Forscher tatsächlich den Nutzen von Statinen rückblickend betrachten, so scheint es, dass sie keine positive Auswirkung haben.[2]

Nachfolgend fasse ich die wichtigsten Faktoren zusammen, die bei der Vorbeugung von Herzkrankheiten und Herzinfarkten zu berücksichtigen sind.

Stressmanagement: Für Entspannung sorgen

Wir haben gesehen, inwiefern sich übermäßiger negativer Stress tiefgreifend auf das Herz auswirken kann; er kann die Verfassung des Herzens selbst, die elektrische Kontrolle des Herzschlags und die Gesundheit der Koronararterien verändern. Wenn der Körper unter chronischem Stress steht, werden mehr essenzielle Nährstoffe schneller verbraucht, als sie wieder aufgefüllt werden können; das Immunsystem wird geschwächt und es kommt zu einer erhöhten Krankheitsanfälligkeit. Daher sind Stressmanagement und Entspannung ein unabdingbarer Teil eines jeden Programms zur Vorbeugung von Herzkrankheiten.

Entspannung ist genauso individuell wie Stress. Was ein Mensch entspannend findet, mag für einen anderen stressig sein. Manche Menschen lieben es, Urlaub in einem Badeort zu machen und nichts anderes zu tun, als am Meer zu liegen oder sich an den Pool zu legen und ein Buch zu lesen; andere hingegen gehen lieber auf eine Treckingtour in die Berge. Beides kann gleichermaßen entspannend sein und die Energie aufladen, wenn es dem Typ des jeweiligen Menschen entspricht.

Die meisten Menschen erkennen ganz gut, womit sie sich entspannen können. Es gilt jedoch, einen Unterschied zu beachten zwischen Aktivitäten, die entspannen, und solchen, die lediglich ablenken. Man könnte zum Beispiel denken, dass Fernsehen entspannend sei, doch es kommt darauf an, *was* man sich anschaut. Oft ist Fernsehen eher Ablenkung als Entspannung. Wir sollten darauf achten, wonach wir uns tatsächlich entspannter fühlen. Fühlen wir uns nach einer Aktivität nicht deutlich entspannter, dann handelte es sich lediglich um eine Ablenkung.

Eine Meditation hat einen bis zu elfmal höheren Nutzen als die Einnahme eines Statins, und ihre einzigen „Nebenwirkungen" sind klarere Gedanken und ein besseres allgemeines Wohlbefinden. Im Grunde genommen suchen wir, wenn wir unseren Stress abbauen wollen, nach Aktivitäten, die dem parasympathischen Nervensystem guttun. Außer der Meditation eignen sich dafür tiefes Atmen, Zeit, die wir in der Natur verbringen, das Spielen mit Kindern oder Tieren, Yoga, Tai Chi, Qi Gong und sexuelle Aktivität.

Den Taillenumfang im Auge behalten

In diesem Buch wird auf eine ausführliche Behandlung des Themas Fettleibigkeit verzichtet, teils, weil bereits in mehreren ausgezeichneten Büchern sehr detailliert auf ihre Ursachen eingegangen wird[3-5], und auch, weil die Fettleibigkeit bei Herzkrankheiten ein Symptom dafür ist, dass in Bezug auf andere Faktoren einiges in die falsche Richtung läuft. Eine fettarme und zugleich kohlenhydratreiche Ernährung führt eher zu einer Gewichtszunahme[6-13] und Stress verursacht eine Stammfettsucht, eine Zunahme des Bauchfetts.

Fachleute und Gesundheitsbehörden arbeiten bei der Feststellung von Fettleibigkeit immer noch mit dem Body-Mass-Index (BMI), der auch in einigen Rechnern für das kardiovaskuläre Risiko benutzt wird. Er ist ein grobes Maß für das Gewicht im Vergleich zur Größe und kann zu irreführenden Messwerten führen. Ist zum Beispiel jemand nicht besonders groß, aber sehr muskulös, kann er laut BMI als fettleibig einstuft werden, selbst wenn sein Anteil an Körperfett prozentual sehr gering ist. Außerdem sagt der BMI nichts darüber aus, wie viel davon subkutanes Fett und wie viel Bauchfett ist (Stammfettsucht), wobei letzteres für die kardiovaskuläre Gesundheit größerer Bedeutung hat.

Die Stammfettsucht geht mit Stoffwechselabweichungen einher, die zu Diabetes vom Typ 2 führen. Im Durchschnitt ist bei einer stärkeren Stammfettsucht das Diabetes-2-Risiko mehr als doppelt so hoch[14] und das Herzinfarktrisiko ist bei Typ-2-Diabetikern das gleiche wie bei Menschen, die bereits einen Herzinfarkt hatten.[15]

Das Bauchfett kann man nur mit einem bildgebenden Verfahren genau bestimmen; dies ist jedoch teuer, unpraktisch und für die meisten Menschen nicht zugänglich. Jedoch kann auch das einfache Messen des Bauchumfangs zweckdienlich sein. Den meisten Menschen nützt es wahrscheinlich mehr, wenn sie ihren Bauchumfang kennen, als wenn sie wissen, wie hoch ihr BMI ist. Man beginnt mit einem Maßband auf dem Hüftknochen und führt es auf Nabelhöhe um den Körper herum. Es sollte nicht zu starr sein, auch nicht verdreht, und der Bauch sollte in normaler Stellung sein (nicht eingezogen). Für Männer liegt der ideale Taillenumfang bei etwa 100 cm oder weniger und für Frauen bei etwa 89 cm oder weniger. Mit der Zunahme dieser Maße steigt das Risiko für stoffwechselbedingte Krankheiten, insbesondere Diabetes vom Typ 2, erheblich. Jedoch können auch nach außen hin schlank erscheinende Menschen innerlich sehr viel Bauchfett haben.

Sich körperlich fit halten

Wir alle wissen, dass Sport das Herz-Kreislauf-System stärkt und uns vor Herzkrankheiten schützt. Eine allgemeine Fitness kann ganz erheblich dazu beitragen, dass wir insgesamt gesund bleiben und nicht vorzeitig sterben. Im Vergleich zu Menschen mit der höchsten sportlichen Leistungsfähigkeit haben Menschen mit der geringsten sportlichen Leistungsfähigkeit ein um das 4,5-Fache höheres Risiko für einen vorzeitigen Tod.[16]

Sport muss nicht im Sportstudio stattfinden. Jede Art von körperlicher Bewegung, die die Herzfrequenz erhöht, dürfte hilfreich sein. Die Gesundheitsbehörden empfehlen mindestens 30 Minuten Bewegung oder Sport an so vielen Tagen in der Woche wie möglich.

Sport wirkt sich auch bei Diabetikern sehr positiv aus und dient der Prävention von Diabetes vom Typ 2, denn er erhöht die Insulinsensitivität.[17] (Insulinresistenz ist das Kennzeichen von Diabetes Typ 2.) Sport unterstützt zudem den Abbau von Bauchfett. Das sollte Menschen ermutigen, die mithilfe von Sport abnehmen wollen. Das schädliche Bauchfett verringert sich möglicherweise auch dann, wenn sich auf der Waage nicht so sehr viel tut. Der Taillenumfang ist ein besserer Indikator als die Waage im Badezimmer.

Es ist jedoch wie bei allem: Man kann auch *zu viel* des Guten tun, selbst beim Sport. Treibt jemand zu viel Sport und gönnt sich keine angemessene Erholungszeit, wird das parasympathische Nervensystem ähnlich wie bei chronischem Stress unterdrückt. In Kapitel 5 wurde beschrieben, wie das Herz im Rahmen der Stressreaktion auf das Zucker verbrennende Energiesystem zurückgreift und durch eine daraus folgende Azidose (Übersäuerung) geschädigt werden kann. Forscher untersuchten in einer Studie das Blut von kollabierten Teilnehmern beim Boston-Marathon. Im Vergleich zu den symptomfreien Läufern hatten sie Störungen im Elektrolythaushalt (einen niedrigen Spiegel von ionisiertem Kalzium und Magnesium) und einen hohen Milchsäurespiegel. Tatsächlich wurde bei 95 Prozent der kollabierten Läufer eine Azidose festgestellt.[18]

Sich bewusst und ausgewogen ernähren

Wenn Ernährungsfachleute viele einander widersprechende Standpunkte und Meinungen äußern, kann die „richtige“ Ernährung zu einer unglaublich komplizierten Angelegenheit werden – zumal die einzelnen Menschen auch noch einen konkreten *individuellen* Nahrungsbedarf haben.

Die Basis einer herzschützenden Ernährung ist in der Regel jedoch ziemlich einfach:

Tierische Proteine (Fleisch, Fisch, Meeresfrüchte, Geflügel und Eier) sind die besten Lieferanten der Vitamine A, D, B_1, B_2, B_3, B_6, B_{12}, Pantothensäure, Biotin, Coenzym Q10 sowie der gesättigten Fettsäuren. Allerdings enthalten diese Nahrungsmittel kein Vitamin C, das der Mensch täglich aufnehmen muss. Vitamin-C-Lieferanten sind Gemüse und Obst. Kalium, ein weiterer wichtiger Nährstoff für das Herz, ist ebenfalls in Gemüse enthalten. Daher sollten Sie möglichst täglich sowohl tierische als auch pflanzliche Nahrungsmittel zu sich nehmen.

Gemüse sollte die Hauptquelle für Kohlenhydrate sein, da es nicht dieselben Blutzuckerschwankungen hervorruft wie andere Kohlenhydrate. Insbesondere Gemüsesorten aus der Familie der Kreuzblütler sind laut Forschungsergebnissen für das Herz ganz besonders gut.

Gegenwärtig wird lebhaft darüber diskutiert, ob die vegetarische Ernährung eine angemessene und empfehlenswerte Ernährungsform ist. Wenn die Nahrungsproteine hauptsächlich von Tieren aus Massentierhaltung stammen, denen regelmäßig Hormone und Antibiotika injiziert wurden und die kein artgerechtes Futter bekamen (wie zum Beispiel Kühe, die mit Getreide anstatt mit Gras gefüttert wurden), dann ist das ein starkes Argument zugunsten der gesünderen vegetarischen Ernährung. Aber sie ist nicht etwa deshalb gesünder, weil die tierischen Nahrungsmittel Fett beziehungsweise Cholesterin enthalten.

Fleisch, Geflügel und Eier von Bio-Bauernhöfen sowie frei lebende Fische und Meeresfrüchte sind (ungeachtet der Verschmutzung der Meere) äußerst nahrhaft und herzschützend.

Und natürlich gibt es eine Reihe möglicher Kompromisse, zum Beispiel, dass man sich *größtenteils* vegetarisch ernährt, aber Fisch und Eier hinzunimmt. Ob die vegetarische Ernährung einen Menschen mit allen erforderlichen Nährstoffen versorgt, das hängt stark vom Einzelnen und seiner konkreten Ernährungs- und Lebensweise ab.

Empfehlenswert ist der Verzehr fermentierter (milchsauer vergorener) Nahrungsmittel, wann immer das möglich ist. „Fermentiert“ bedeutet – stark vereinfachend ausgedrückt –, dass man Nahrungsmittel stehen lässt, bis sich die Zucker und Kohlenhydrate in gesundheitsfördernde Bakterien umgewandelt haben. [Oder genauer gesagt: dass die im jeweiligen Lebensmittel vorhandenen Mikroorganismen durch eigene Enzyme den Fruchtzucker und die Stärke abbauen. Anm. d. Übers] Anleitungen dazu gibt es in Büchern und im Internet. Fermentierte Nahrungsmittel können das Verdauungs- und das Immunsystem unterstützen; außerdem enthalten sie Vitamin K_2, das die Aufnahme von Kalzium in die Knochen fördert, und sie können theoretisch das Kalzium aus den Koronararterien fernhalten, wo es sich sonst vielleicht ansammelt und sie schließlich verhärtet und versteift.

Viele traditionelle Kulturen, die für ihre hochwertige Art der Ernährung und ihre gute Gesundheit bekannt sind, nehmen fermentierte Nahrungsmittel zu sich. Ein bekanntes Beispiel ist Japan, wo man regelmäßig eingelegtes Gemüse und Misosuppe isst. In manchen Teilen Japans steht immer wieder ein fermentiertes Nahrungsmittel aus Sojabohnen namens Natto auf dem Speiseplan, das unglaubliche Mengen von Vitamin K_2 enthält.

Nahrungsergänzungsmittel einnehmen

Viele Menschen haben einen CoQ10-Mangel. *CoQ10-Nahrungsergänzungen* reduzieren nachweislich das Risiko von Herzproblemen und Tod durch Herzkrankheiten. Einige Studienergebnisse legen nahe, dass sie sechsmal wirksamer sind als Cholesterinsenker und keinerlei Nebenwirkungen haben. Es gibt Hinweise darauf, dass Ubiquinol, eine der beiden Formen von CoQ10, vorteilhafter ist als Ubiquinon, die andere Form; dies könnte insbesondere für ältere Menschen und für alle chronisch kranken Menschen wichtig sein. Insgesamt wurde in Studien bei einer Dosierung zwischen 120 und 600 mg CoQ10 täglich ein erheblicher Nutzen nachgewiesen. Da nicht das gesamte CoQ10 auf einmal resorbiert werden kann, ist es besser, die Dosis in zwei bis drei Gaben über den Tag zu verteilen, um eine maximale Resorption zu erzielen. 100 mg Ubiquinol täglich dürften für die meisten Menschen eine gute Ausgangsdosis sein. CoQ10 wird am besten zusammen mit einem fett- oder ölhaltigen Nahrungsmittel eingenommen.

Manche Studien haben ergeben, dass eine *Omega-3*-Ergänzung das Herzinfarktrisiko senken kann. Bisher werden allerdings noch nicht annähernd die Ergebnisse erzielt, die bei CoQ10 beobachtet wurden; eine Omega-3-Ergänzung ist vermutlich jedoch nutzbringender als die Einnahme eines Statins.

Die Ergänzung mit *Magnesium* ist für viele Menschen von Vorteil und kann bei jedem Menschen mit einem irgendwie gearteten Herzproblem, einem hohem Blutdruck oder Diabetes ernsthaft in Betracht gezogen werden. Vor der Einnahme von Magnesium-Nahrungsergänzungen sind jedoch ein paar Dinge zu beachten (s. Kapitel 7).

Vitamin C als Ergänzung in einer Dosierung bis zu 1 g täglich ist erwägenswert; bei Menschen mit einem diagnostizierten Herzproblem oder Diabetes vom Typ 2 sollte die Dosierung höher sein.

Eine Multivitamin- oder Multimineralstoffergänzung kann ebenfalls hilfreich sein und die Resorption der anderen speziellen Nährstoffe unterstützen.

Viele Ernährungsfachleute vertreten die Ansicht, dass Nahrungsergänzungen auf vollwertiger Basis vorteilhafter sind. Die meisten Nahrungsergänzungen bestehen immer noch aus synthetisch gewonnenen chemischen Substanzen, doch vollwertige Nahrungsergänzungen werden aus „echten“ Nahrungsmitteln hergestellt. Manche Gesundheitsfachleute glauben, dass sie noch winzige Mengen anderer Stoffe enthalten, die von Natur aus in Nahrungsmitteln vorkommen und die Aufnahme von Nährstoffen unterstützen. Wegen dieses besseren Assimilationspotenzials können vollwertige Ergänzungen meist in einer niedrigeren Dosierung genommen werden als ihre synthetischen Entsprechungen.

Schädliche Umwelteinflüsse vermeiden

Mit Umwelteinflüssen umzugehen kann schwierig sein. Trotzdem lohnt es sich, diesen Faktor zu berücksichtigen, zum Beispiel, wenn man sich dazu entschließt, an einen anderen Ort oder in ein anderes Land zu ziehen. Ein Umweltgift, das sich ganz bestimmt kontrollieren lässt, ist das Rauchen von Zigaretten.

Rauchen ist eine allgemein akzeptierte und weithin bekannte Ursache von Herzerkrankungen. In Ländern, in denen viele Menschen damit aufgehört haben, konnte ein erheblicher Rückgang von kardiovaskulären Todesfällen beobachtet werden.[19] Wenngleich die Gesundheitsbehörden regelmäßig dazu raten, das Rauchen aufzugeben (was ja zu ihren Aufgaben gehört), bleiben die tatsächlichen Mechanismen, durch die Zigarettenrauchen und Herzkrankheiten zusammenhängen, nahezu unerwähnt. Es kommt dabei zu denselben Veränderungen im autonomen Nervensystem, die im Zusammenhang mit der Stressreaktion erörtert wurden, insbesondere zur Aktivierung des sympathischen und zur Heruntersteuerung des parasympathischen Nervensystems.[20,21]

*

Es besteht die große Chance, dass die Prävention von Herzkrankheiten in Zukunft auf der Basis einer ganzheitlicheren Vorgehensweise betrieben wird, die – wie hier besprochen – eine große Bandbreite von realen Ursachen berücksichtigt und auf den einzelnen Mensch zugeschnitten ist. Studien haben belegt, dass zahlreiche Ernährungsmaßnahmen den Statinen sowohl in Bezug auf die Wirksamkeit als auch in Bezug auf die Sicherheit überlegen sind. Finanzielle Mittel und andere Ressourcen auf diese Bereiche und auf das Stressmanagement umzulenken ist mit hoher Wahrscheinlichkeit von größerem Nutzen für die Gesellschaft, als weiterhin an der Verschreibung von cholesterinsenkenden Medikamenten im großen Stil festzuhalten.

Quellen und Anmerkungen

Einführung

1. Ioannidis JPA: „More than a billion people taking statins? Potential implications of the new cardiovascular guidelines", in: *JAMA*, 2014; 311 (5), S. 463.
2. Vgl. www.thennt.com/nnt/statins-for-heart-disease-prevention-without-prior-heart-disease (Besuch dieser Website: 15.3.2017)
3. Rifkin E, Bouwer E: *The illusion of certainty*, New York: Springer, 2007
4. Smith J: *Statin nation: the great cholesterol cover-up* [DVD], 2012
5. Smith J: *Statin nation II: what really causes heart disease* [DVD], 2015
6. Lenzer J: „Majority of panelists on controversial new cholesterol guideline have current or recent ties to drug manufacturers", in: *BMJ*, 2013; 347:f6989.
7. American College of Cardiology, American Heart Association: ASCVD risk estimator, http://tools.acc.org/ASCVD-Risk-Estimator (Besuch dieser Website: 15.3.2017)
8. Kolata G: „Risk calculator for cholesterol appears flawed", in: *New York Times*, 17.11.2013.
9. Scherstén T, Rosch PJ, Arfors KE, Sundberg R: „The cholesterol hypothesis: time for the obituary?", in: *Scand Cardiovasc J.* 2011; 45 (6), S. 322–323.
10. Hamazaki T, Okuyama H, Ogushi Y, Hama R: „Towards a paradigm shift in cholesterol treatment. A re-examination of the cholesterol issue in Japan", in: *Ann Nutr Metab.* 2015; 66 (suppl. 4), S. 1–116.
11. Ravnskov U, Diamond DM, Hama R, et al.: „Lack of an association or an inverse association between low-density-lipoprotein cholesterol and mortality in the elderly: a systematic review", in: *BMJ Open*. 2016; 6: e010401.
12. Ravnskov U: *The cholesterol myths*, White Plains, MD: NewTrends Publishing, 2000; deutsche Ausgabe: *Mythos Cholesterin. Die größten Irrtümer*, Stuttgart: Hirtzel, 5. Aufl. 2011
13. Kendrick M: *The great cholesterol con*, London: John Blake Publishing; 2008.
14. Ravnskov U, DiNicolantonio JJ, Harcombe Z, et al.: „The questionable benefits of exchanging saturated fat with polyunsaturated fat", in: *Mayo Clin Proc.* 2014; 89 (4), S. 451–453.

15. Hamazaki T, Okuyama H, Ogushi Y, Hama R: „Cholesterol issues in Japan – why are the goals of cholesterol levels set so low?", in: *Ann Nutr Metab.* 2013; 62 (1), S. 32–36.
16. Sultan S, Hynes N: „The ugly side of statins. Systematic appraisal of the contemporary un-known unknowns", in: *Open J Endocr Metab Dis.* 2013; 3 (3), S. 179–185.
17. Canto JG, Kiefe CI, Rogers WJ, et al.: „Number of coronary heart disease risk factors and mortality in patients with first myocardial infarction", in: *JAMA* 2011; 306 (19), S. 2120–2127.

Kapitel 1: Lehre und Forschung zu den Ursachen von Herzerkrankungen

1. Vgl. www.bhf.org.uk/heart-health/risk-factors/high-cholesterol (Besuch dieser Website: 15.3.2017)
2. Barnes B, Barnes C: *Solved: the riddle of heart attacks*, Fort Collins, CO: Robinson Press; 1976.
3. Anitschkow N: „Experimental arteriosclerosis in animals", in: Cowdry EV: *Arteriosclerosis: A survey of the problem*, New York: Macmillan; 1933.
4. Friedland IB: „Investigations on the influence of thyroid preparations on experimental hypercholesterolemia and atherosclerosis", in: *Z Ges Exp Med.* 1933; 87, S. 683–695.
5. Keys A: „Atherosclerosis: a problem in newer public health", in: *J Mt Sinai Hosp N Y.* 1953; 20 (2), S. 118–139.
6. Ravnskov U: *The cholesterol myths*, White Plains, MD: NewTrends Publishing; 2000; deutsche Ausgabe: *Mythos Cholesterin. Die größten Irrtümer*, Stuttgart: Hirtzel, 5. Aufl. 2011
7. Allender S, Scarborough P, Peto V, Kaur A, Rayner M: *Coronary heart disease statistics*, London: British Heart Foundation; 2008.
8. Capewell S, Ford ES: „Why have total cholesterol levels declined in most developed countries?", in: *BMC Public Health.* 2011; 11, S. 641.
9. Kaunitz H: „Cholesterol and repair processes in arteriosclerosis", in: *Lipids* 1978; 13 (5), S. 373–374.
10. Kaunitz H: „Dietary lipids and arteriosclerosis", in: *J Am Oil Chem Soc.* 1975; 52 (8), S. 293–297.
11. Sachdeva A, Cannon CP, Deedwania PC, et al.: „Lipid levels in patients hospitalized with coronary artery disease: an analysis of 136,905 hospitalizations in Get With The Guidelines. *Am Heart J.* 2009; 157 (1), S. 111–117.
12. Carroll MD, Lacher DA, Sorlie PD, et al.: „Trends in serum lipids and lipoproteins of adults, 1960–2002", in: *JAMA* 2005; 294 (14), S. 1773–1781.

13. Zum Vergleich wurde der LDL-Spiegel von Menschen herangezogen, die 20 Jahre und älter waren. Allerdings hatten Frau der etwa gleichen Altersgruppe wie die Teilnehmer der genannten Studie einen LDL-Spiegel von 133 und bei Männern dieses Alters waren es durchschnittlich 127 mg/dL – das bedeutet, dass der Unterschied in Wirklichkeit noch signifikanter war. Der durchschnittliche LDL-Wert von Amerikanern über 20 lag 2010 bei 116 mg/dL. Quelle: Mann D: „Cholesterol levels down among U.S. adults", 16.10.2012: http://www.webmd.com/cholesterol-management/news/20121016/cholesterol-levels-down-adults#1. Besuch dieser Website: 10.3.2017.
14. Cheng KH, Chu CS, Lin TH, Lee KT, Sheu SH, Lai WT: „Lipid paradox in acute myocardial infarction—the association with 30-day-in-hospital mortality", in: *Crit Care Med.* 2015; 43 (6), S. 1255–1264.
15. Al-Mallah MH, Hatahet H, Cavalcante JL, Khanal S: „Low admission LDL-cholesterol is associated with increased 3-year all-cause mortality in patients with non ST segment elevation myocardial infarction", in: *Cardiol J.* 2009; 16 (3), S. 227–233.
16. Smith J: *Statin nation II: what really causes heart disease* [DVD], 2015.
17. Smith J: *$29 billion reasons to lie about cholesterol*, Troubador: 2009.
18. Hamazaki T, Okuyama H, Ogushi Y, Hama R: „Towards a paradigm shift in cholesterol treatment. A re-examination of the cholesterol issue in Japan", in: *Ann Nutr Metab.* 2015; 66 (Suppl. 4), S. 1–116.
19. Ravnskov U, Diamond DM, Hama R, et al.: „Lack of an association or an inverse association between low-density-lipoprotein cholesterol and mortality in the elderly: a systematic review", in: *BMJ Open.* 2016; 6: e010401.
20. Kendrick M: *The great cholesterol con.* London: John Blake Publishing, 2008.
21. Scherstén T, Rosch PJ, Arfors KE, Sundberg R: „The cholesterol hypothesis: time for the obituary?", in: *Scand Cardiovasc J.* 2011; 45 (6), S. 322–323.
22. Ravnskov U, DiNicolantonio JJ, Harcombe Z, et al.: „The questionable benefits of exchanging saturated fat with polyunsaturated fat", in: *Mayo Clin Proc.* 2014; 89 (4), S. 451–453.
23. Hamazaki T, Okuyama H, Ogushi Y, Hama R: „Cholesterol issues in Japan—why are the goals of cholesterol levels set so low?", in: *Ann Nutr Metab.* 2013; 62 (1), S. 32–36.
24. Sultan S, Hynes N: „The ugly side of statins. Systematic appraisal of the contemporary un-known unknowns", in: *Open J Endocr Metab Dis.* 2013; 3 (3), S. 179–185.
25. Kendrick M: „Cardiovascular disease is primarily due to blood clotting", in: Rosch PJ: *Fat and cholesterol don't cause heart attacks and statins are not the solution.* United Kingdom: Columbus Publishing, 2016.

26. Baroldi G, Silver MD: *The etiopathogenesis of coronary heart disease: a heretical theory based on morphology,* Boca Raton, FL: CRC Press, 2004.
27. Sroka K: „Heart attack: new approaches" (verschiedene Seiten), http://heartattacknew.com/print-version/. Besuch dieser Website: 15.3.2017.
28. Sroka K: „Acute blockage", siehe http://heartattacknew.com/wp-content/uploads/2012/12/acute-blockage.pdf. Veröffentlicht im Dezember 2012. Besuch dieser Website: 15.3.2017.
29. de Mesquita QH: „Myogenic theory", siehe http://www.infarctcombat.org/MyogenicTheory.html. Besuch dieser Website: 15.3.2017.
30. Monteiro C: „Infarct combat project", vgl. http://www.infarctcombat.org/cm/homepage.html. Besuch dieser Website: 15.3.2017.

Kapitel 2: Die Bedeutung des Cholesterins

1. Krumholz H, Seeman TE, Merrill SS, et al.: „Lack of association between cholesterol and coronary heart disease mortality and morbidity and all-cause mortality in persons older than 70 years", in: *JAMA,* 1994; 272 (17), S. 1335–1340.
2. Weverling-Rijnsburger AW, Blauw GJ, Lagaay AM, Knook DL, Meinders AE, Westendorp RG: „Total cholesterol and risk of mortality in the oldest old", in: *Lancet,* 1997; 350 (9085), S. 1119–1123.
3. Krum H, McMurray JJ: „Statins and chronic heart failure: do we need a large-scale outcome trial?", in: *J Am Coll Cardiol.* 2002; 39 (10), S. 1567–1573.
4. Böhm M, Hjalmarson A, Kjekshus J, et al.: „Heart failure and statins – why do we need a clinical trial?", in: *ZS Kardiologie*. 2005; 94 (4), S. 2223–2230.
5. Kjekshus J, Dunselman P, Blideskog M, et al.: „A statin in the treatment of heart failure? Controlled rosuvastatin multinational study in heart failure (CORONA): study design and baseline characteristics", in: *Eur J Heart Fail.* 2005; 7 (6), S. 1059–1069.
6. Cleland JG, Loh H, Windram J, Goode K, Clark AL: „Threats, opportunities, and statins in the modern management of heart failure", in: *Eur Heart J.* 2006; 27 (6), S. 641–643.
7. Horwich TB, Hamilton MA, Maclellan WR, Fonarow GC: „Low serum total cholesterol is associated with marked increase in mortality in advanced heart failure", in: *J Card Fail.* 2002; 8 (4), S. 216–224.
8. Rauchhaus M, Clark AL, Doehner W, et al.: „The relationship between cholesterol and survival in patients with chronic heart failure", in: *J Am Coll Cardiol.* 2003; 42 (11), S. 1933–1940.

9. Rauchhaus M, Coats AJ, Anker SD: „The endotoxin-lipoprotein hypothesis", in: *Lancet,* 2000; 356 (9233), S. 930–933.
10. Iribarren C, Jacobs Jr DR, Sidney S, Claxton AJ, Feingold KR: „Cohort study of serum total cholesterol and in-hospital incidence of infectious diseases", in: *Epidemiol Infect.* 1998; 121 (2), S. 335–347.
11. Schatz IJ, Masaki K, Yano K, Chen R, Rodriguez BL, Curb JD" „Cholesterol and all-cause mortality in elderly people from the Honolulu Heart Program: a cohort study", in: *Lancet,* 2001; 358 (9279), S. 351–355.
12. Huang X, Chen H, Miller WC, et al.: „Lower low-density lipoprotein cholesterol levels are associated with Parkinson's disease", in: *Mov Disord.* 2007; 22 (3), S. 377–381.
13. Khot UN, Khot MB, Bajzer CT, et al.: „Prevalence of conventional risk factors in patients with coronary heart disease", in: *JAMA,* 2003; 290 (7), S. 898–904.
14. Elias PK, Elias MF, D'Agostino RB, et al.: „Serum cholesterol and cognitive performance in the Framingham Heart Study", in: *Psychosom Med.* 2005; 67 (1), S. 24–30.
15. Liu SY, Aliyari R, Li G, et al.: „Interferon-inducible cholesterol-25hydroxylase broadly inhibits viral entry by production of 25-hydroxycholesterol", in: *Immunity.* 2013; 38 (1), S. 92–105.
16. „Cholesterol boosts the memory of the immune system", siehe https://www.sciencedaily.com/releases/2012/12/121221081619.htm. Veröffentlicht 21.12.2012. Besuch dieser Website: 7.6.2017.
17. Sheng R, Chen Y, Gee HY, et al.: „Cholesterol modulates cell signaling and protein networking by specifically interacting with PDZ domain-containing scaffold proteins", in: *Nat Commun.* 2012; 3, S. 1249. doi:10.1038/ncomms2221
18. Theofilopoulos S, Wang Y, Kitambi SS, et al.: „Brain endogenous liver X receptor ligands selectively promote midbrain neurogenesis", in: *Nature Chem Biol.* 2013; 9, S. 126–133. doi:10.1038/nchembio.1156
19. Frost G, Leeds AA, Doré CJ, Madeiros S, Brading S, Dornhorst A: „Glycaemic index as a determinant of serum HDL-cholesterol concentration", in: *Lancet,* 1999; 353, S. 1045–1048.
20. Foster GD, Wyatt HR, Hill JO, et al.: „A randomized trial of a low-carbohydrate diet for obesity", in: *N Engl J Med.* 2003; 348 (21), S. 2082–2090.
21. Atkins, RC: *Dr. Atkins' new diet revolution*, New York: Avon Books, 1999; deutsche Ausgabe: *Die neue Atkins-Diät*, München: Goldmann, 6. Aufl. 2004
22. Shai I, Schwarzfuchs D, Henkin Y, et al.: „Weight loss with a low-carbohydrate, Mediterranean, or low-fat diet", in: *N Engl J Med.* 2008; 359 (20), S. 229–241.

23. Brehm BJ, Seeley RJ, Daniels SR, et al.: „A randomized trial comparing a very low carbohydrate diet and a calorie-restricted low fat diet on body weight and cardiovascular risk factors in healthy women", in: *The J Clin Endocrinol Metab.* 2003; 88 (4), S. 1617–1623.
24. Stern L, Iqbal N, Seshadri P, et al.: „The effects of low-carbohydrate versus conventional weight loss diets in severely obese adults: one-year follow-up of a randomized trial", in: *Ann Intern Med.* 2004; 140 (10), S. 778–785.
25. Yancy WS, Olsen MK, Guyton JR, Bakst RP, Westman EC: „A low-carbohydrate, ketogenic diet versus a low-fat diet to treat obesity and hyperlipidemia", in: *Ann Intern Med.* 2004; 140 (10), S. 769–777.
26. Gardner CD, Kiazand A, Alhassan S, et al.: „Comparison of the Atkins, Zone, Ornish and LEARN diets for change in weight and related risk factors among overweight premenopausal women", in: *JAMA,* 2007; 297 (2), S. 969–977.
27. Liu S, Willett WC, Stampfer MJ, et al.: „A prospective study of dietary glycemic load, carbohydrate intake, and risk of coronary heart disease in US women", in: *Am J Clin Nutr.* 2000; 71 (6), S. 1455–1461.
28. Mozaffarian D, Rimm EB, Herrington DM: „Dietary fats, carbohydrate, and progression of coronary atherosclerosis in postmenopausal women", in: *Am J Clin Nutr.* 2004; 80 (5), S. 1175–1184.
29. Ravnskov, U: „The questionable role of saturated and polyunsaturated fatty acids in cardiovascular disease", in: *J Clin Epidemiol.* 1998; 51 (6), S. 443–460.
30. Siri-Tarino PW, Sun Q, Hu FB, Krauss RM: „Meta-analysis of prospective cohort studies evaluating the association of saturated fat with cardiovascular disease", in: *Am J Clin Nutr.* 2010; 91 (3), S. 535–546.
31. Kratz M, Baars T, Guyenet S: „The relationship between high-fat dairy consumption and obesity, cardiovascular, and metabolic disease", in: *Eur J Nutr.* 2013; 52 (1), S. 1–24.
32. Elwood PC, Pickering JE, Givens DI, Gallacher JE: „The consumption of milk and dairy foods and the incidence of vascular disease and diabetes: an overview of the evidence", in: *Lipids.* 2010; 45 (10), S. 925–939.
33. Barnes B, Barnes C: *Solved: the riddle of heart attacks*, Fort Collins, CO: Robinson Press, 1976.
34. Klein I, Danzi S: „Thyroid disease and the heart", in: *Circulation,* 2007; 116 (15), S. 1725–1735. doi:10.1161/CIRCULATIONAHA.106.678326
35. Rizos CV, Elisaf MS, Liberopoulos EN: „Effects of thyroid dysfunction on lipid profile", in: *Open Cardiovasc Med J.* 2011; 5, S. 76–84.
36. Jung, CH, Sung KC, Shin HS, et al.: „Thyroid dysfunction and their relation to cardiovascular risk factors such as lipid profile, hsCRP, and waist hip ratio in Korea", in: *Korean J Intern Med.* 2013; 18 (3), S. 146–153.

Kapitel 3: Das Geschäft mit Medikamenten

1. Office for National Statistics: „Prescriptions dispensed in the community, England 2005–2015", siehe http://content.digital.nhs.uk/catalogue/PUB20664/pres-disp-com-eng-2005-15-rep.pdf. (5.7.2016) Besuch dieser Website: 15.3.2017.
2. Smith R: *The trouble with medical journals*, London: Royal Society of Medicine Press Ltd., 2006.
3. Moynihan R, Heath I, Henry D: „Selling sickness: the pharmaceutical industry and disease mongering", in: *BMJ.* 2002; 324 (7342), S. 886–891.
4. Mintzes B: „Disease mongering in drug promotion: do governments have a regulatory role?", in: *PLoS Med.* 2006; 3 (4), S. 0461–0465.
5. Heath I: „Combating disease mongering: daunting but nonetheless essential", in: *PLoS Med.* 2006; 3 (4), S. 0448–0451.
6. Primatesta P, Poulter NR: „Lipid concentrations and the use of lipid lowering drugs: evidence from a national cross sectional survey", in: *BMJ.* 2000; 321 (7272), S. 1322–1325.
7. Bruckert E: „Epidemiology of low HDL-cholesterol: results of studies and surveys", in: *Eur Heart J.* 2006; 8 (Supplement F), S. F17–F22.
8. Associated Press: „Cholesterol guidelines become a morality play", http://usatoday30.usatoday.com/news/health/2004-10-16-panel-conflict-of-interest_x.htm. (16.10.2004) Besuch dieser Website: 31.5.2017
9. Campbell EG, Gruen RL, Mountford J, Miller LG, Cleary PD, Blumenthal D: „A national survey of physician-industry relationships", in: *N Eng J Med.* 2007; 356 (5), S. 1742–1750.
10. Campbell EG: „Doctors and drug companies—scrutinizing influential relationships", in: *N Eng J Med.* 2007; 357 (18), S. 1796–1797.
11. Wazana A: „Physicians and the pharmaceutical industry: is a gift ever just a gift?", in: *JAMA,* 2000; 283 (3), S. 373–380.
12. Lexchin J, Bero LA, Djulbegovic B, Clark O: „Pharmaceutical industry sponsorship and research outcome and quality: systematic review", in: *BMJ.* 2003; 326 (7400), S. 1167–1170.
13. Sterne JAC, Egger M, Smith GD: „Investigating and dealing with publication and other biases in meta-analysis", in: *BMJ.* 2001; 323 (7304), S. 101–105.
14. Berenson A: „Study reveals doubt on drug for cholesterol", in: *New York Times*, 18.1.2008, siehe http://www.nytimes.com/2008/01/15/business/15drug.html. Besuch dieser Website: 9.3.2017.
15. FierceBiotech: „Merck/Schering-Plough Pharmaceuticals provides results of the ENHANCE trial", siehe http://www.fiercebiotech.com/biotech/merck-schering-plough-pharmaceuticals-provides-results-of-enhance-trial. Veröffentlicht 14.1.2008. Besuch dieser Website: 9.3.2017

16. Berenson A: „Data about Zetia risks was not fully revealed", in: *New York Times*, 21.12.2007, siehe http://www.nytimes.com/2007/12/21/business/21drug.html. Besuch dieser Website: 9.3.2017
17. Bourne J. The NHS has spent £74 million on a new heart pill that the makers knew didn't work. How could this happen? Daily Mail. February 14, 2008.
18. Goldacre B: „Clinical trials and playing by the rules", in: *Guardian*, 5.1.2008, siehe https://www.theguardian.com/commentisfree/2008/jan/05/1. Besuch dieser Website: 9.3.2017
19. Rossebø AB, Pedersen TR, Boman K, et al.: „Intensive lipid lowering with simvastatin and ezetimibe in aortic stenosis", in: *N Engl J Med.* 2008; 359 (13), S. 1343–1356; doi:10.1056/NEJMoa0804602
20. Peto R, Emberson J, Landray M, et al.: „Analyses of cancer data from three ezetimibe trials", in: *N Engl J Med.* 2008; 359 (13), S. 1357–1366; doi:10.1056/NEJMsa0806603
21. Drazen JM, D'Agostino RB, Ware JH, Morrissey S, Curfman GD: „Ezetimibe and cancer – an uncertain association", in: *N Engl J Med.* 2008; 359 (13). S. 1398–1399; doi:10.1056/NEJMe0807200
22. Berenson A: „Cholesterol as a danger has skeptics", in: *New York Times*, 17.1.2008, siehe http://query.nytimes.com/gst/fullpage.html?res=9A01E0D6133FF934A25752C0A96E9C8B63. Besuch dieser Website: 9.3.2017
23. Turner EH: „Selective publication of antidepressant trials and its influence on apparent efficacy", in: *N Engl J Med.* 2008; 358 (3), S. 252–260.
24. Kirsch I, Deacon BJ, Huedo-Medina TB, Scoboria A, Moore TJ, Johnson BT: „Initial severity and antidepressant benefits: a meta-analysis of data submitted to the Food and Drug Administration", in: *PLoS Med.* 2008; 5 (2), S. 0260–0268.
25. Schwitzer G, Mudur G, Henry D, et al.: „What are the roles and responsibilities of the media in disseminating health information?", in: *PLoS Med.* 2005; 2 (8), S. 0576–0582.
26. British Heart Foundation: *Coronary heart disease statistics 2012*, London: British Heart Foundation, 2012.
27. Wager E: „Authors, ghosts, damned lies, and statisticians", in: *PLoS Med.* 2007; 4 (1), S. 0005–0006.
28. Gøtzsche PC, Hróbjartsson A, Johansen HK, Haahr MT, Altman DG, Chan AW: „Ghost authorship in industry-initiated randomised trials", in: *PLoS Med.* 2007; 4 (1), S. 0047–0052.

Kapitel 4: Das Problem mit den Cholesterinsenkern

1. Hawkes N: „The pill of life that keeps on working", in: *Times*, 11.10.2007.
2. Downs JR, Clearfield M, Weis S, et al.: „Primary prevention of acute coronary events with lovastatin in men and women with average cholesterol levels: results of AFCAPS/TexCAPS", in: *JAMA*, 1998; 279 (20), S. 1615–1622.
3. Sever PS, Dahlöf B, Poulter NF, et al.: „Prevention of coronary and stroke events with atorvastatin in hypertensive patients who have average or lower-than-average cholesterol concentrations, in the Anglo-Scandinavian Cardiac Outcomes Trial – Lipid Lowering Arm (ASCOT-LLA): a multicentre randomised controlled trial", in: *Lancet*, 2003; 361 (9364), S. 1149–1158.
4. Baigent C, Keech A, Kearney PM, et al.: „Efficacy and safety of cholesterol lowering treatment: prospective meta-analysis of data from 90,056 participants in 14 randomised trials of statins", in: *Lancet*, 2005; 366 (9493), S. 1267–1278.
5. Cholesterol Treatment Trialists' (CTT) Collaborators, Kearney PM, Blackwell L, et al.: „Efficacy of cholesterol-lowering therapy in 18686 people with diabetes in 14 randomised trials of statins: a meta-analysis", in: *Lancet*, 2008; 371 (9607), S. 117–125.
6. Heart Protection Study Collaborative Group: „MRC/BHF Heart Protection Study of cholesterol lowering with simvastatin in 20,536 high-risk individuals: a randomised placebo-controlled trial. *Lancet*, 2002; 360 (9326): 7–22.
7. „Randomised trial of cholesterol lowering in 4444 patients with coronary heart disease: the Scandinavian Simvastatin Survival Study (4S)", in: *Lancet*, 1994; 344 (8934), S. 1383–1389.
8. Deedwania P, Barter P, Carmena R, et al.: „Reduction of low-density lipoprotein cholesterol in patients with coronary heart disease and metabolic syndrome: analysis of the Treating to New Targets study", in: *Lancet*, 2006; 368 (9539), S. 919–928.
9. Shepherd J, Cobbe SM, Ford I, et al.: „Prevention of coronary heart disease with pravastatin in men with hypercholesterolemia", in: *N Eng J Med.* 1995; 333 (20), S. 1301–1308.
10. British Heart Foundation: https://www.bhf.org.uk/heart-health/treatments/statins. Besuch dieser Website: 19.11.2007
11. Samani NJ, de Bono DP: „Prevention of coronary heart disease with pravastatin", in: *N Eng J Med.* 1996; 334 (20), S. 1333–1334; Antwort des Autors: S. 1334–1335.
12. British Heart Foundation: *Coronary heart disease statistics 2008*, London: British Heart Foundation, 2008.
13. Bakhru A, Erlinger TP: „Smoking cessation and cardiovascular disease risk factors: results from the third National Health and Nutrition Examination Sur-

vey", in: *PloS Med.,* 2005; vol. 2 (6), S. 0528–0536. doi:10.1371/journal.pmed.0020160

14. Ford I, Murray H, Packard CJ, et al.: „Long-term follow-up of the west of Scotland coronary prevention study", in: *N Eng J Med.* 2007; 357 (15), S. 1477–1486.
15. Domanski MJ: „Primary prevention of coronary artery disease", in: *N Eng J Med.* 2007; 357 (15), S. 1543–1545.
16. Ray KK, Seshasai SR, Erqou S, et al.: „Statins and all-cause mortality in high-risk primary prevention: a meta-analysis of 11 randomized controlled trials involving 65,229 participants", in: *Arch Intern Med.* 2010; 170 (12), S. 1024–1031.
17. Hughes S: „Cochrane review stirs controversy over statins in primary prevention", TheHeart.org, 20.1.2011. http://www.medscape.com/viewarticle/736131. Besuch dieser Website: 15.3.2017
18. The NNT: http://www.thennt.com/nnt/statins-for-heart-diseaseprevention-without-prior-heart-disease. Besuch dieser Website: 4.3.2017
19. Zacharski LR, DePalma RG, Shamayeva G, Chow BK: „The statin-iron nexus: anti-inflammatory intervention for arterial disease prevention", in: *Am J Public Health* 2013; 103 (4), S. e105–e112
20. Okuyama H, Langsjoen PH, Hamazaki T, et al.: „Statins stimulate atherosclerosis and heart failure: pharmacological mechanisms", in: *Expert Rev Clin Pharmacol.* 2015; 8 (2), S. 189–199.
21. Hamazaki T, Okuyama H, Ogushi Y, Hama R: „Towards a paradigm shift in cholesterol treatment. A re-examination of the cholesterol issue in Japan“, in: *Ann Nutr Metab.* 2015; 66 (suppl 4), S. 1–116.
22. Kristensen ML, Christensen PM, Hallas J: „The effect of statins on average survival in randomised trials, an analysis of end point postponement", in: *BMJ Open.* 2015; 5, S. e007118. doi:10.1136/bmjopen-2014-007118
23. Mortensen SA, Leth A, Agner E, Rohde M: „Dose-related decrease of serum coenzyme q10 during treatment with HMG-CoA reductase inhibitors", in: *Mol Aspects Med.* 1997; 18 Suppl., S. S137–S144.
24. Borel P, Moussa M, Reboul E, et al.: „Human plasma levels of vitamin E and carotenoids are associated with genetic polymorphisms in genes involved in lipid metabolism", in: *J Nutr.* 2007; 137 (12), S. 2653–2659.
25. Packer L, Fuchs J (Hrsg.): *Vitamin E in health and disease*, New York: CRC Press, 1992.
26. Benowicz RJ: *Vitamins and you: a simple no-nonsense guide to the intelligent use of natural and synthetic vitamins*, New York: Grosset and Dunlap, 1979.
27. DeCava JA: *The real truth about vitamins and anti-oxidants*, Fort Collins, CO: Selene River Press, 2. Aufl. 2006.

28. Colpo A: *The great cholesterol con: why everything you've been told about cholesterol, diet and heart disease is wrong!,* Morrisville, NC: LULU, 2006.
29. Barter PJ, Caulfield M, Eriksson M, et al.: „Effects of torcetrapib in patients at high risk for coronary events", in: *N Eng J Med.* 2007; 357 (21), S. 2109–2122.
30. Psaty BM, Furberg CD, Ray WA, et al.: „Potential for conflict of interest in the evaluation of suspected adverse drug reactions: use of cerivastatin and risk of rhabdomyolysis", in: *JAMA,* 2004; 292 (21), S. 2622–2631.
31. Weber W: „Drug firm withdraws statin from the market", in: *Lancet,* 2001; 358 (9281), S. 568.
32. Lee K, Bacchetti P, Sim I: „Publication of clinical trials supporting successful new drug applications: a literature analysis", *PLoS Med.* 2008; 5 (9), S. e191. doi:10.1371/journal.pmed.0050191
33. Ravnskov U, Rosch PJ, Sutter MC, Houston MC: „Should we lower cholesterol as much as possible?", in: *BMJ.* 2006; 332, S. 1330–1332.
34. Kendrick M: „Should women be offered cholesterol lowering drugs to prevent cardiovascular disease? No!", in: *BMJ.* 2007; 334 (7601), S. 983.
35. Gale EA: „Lessons from the glitazones: a story of drug development", in: *Lancet*, 2001; 357 (9271), S. 1870–1875.
36. Shepherd J, Blauw GJ, Murphy MB, et al.: „Pravastatin in elderly individuals at risk of vascular disease (PROSPER): a randomised controlled trial", in: Lancet, 2002; 360 (9346), S. 1623–1630.
37. Ravnskov U, McCully KS, Rosch PJ: „The statin-low cholesterolcancer conundrum", in: *QJM*, 2012; 105 (4), S. 383–388.
38. Graveline D: *Lipitor, thief of memory: statin drugs and the misguided war on cholesterol,* Amazon Digital Services LLC, 2010.
39. Wagstaff LR, Mitton MW, Arvik BM, Doraiswamy PM: „Statinassociated memory loss: analysis of 60 case reports and review of the literature", in: *Pharmacotherapy*, 2003; 23 (7), S. 871–880.
40. King DS, Wilburn AJ, Wofford MR, Harrell TK, Lindley BJ, Jones DW: „Cognitive impairment associated with atorvastatin and simvastatin", in: *Pharmacotherapy*, 2003; 23 (12), S. 1663–1667.
41. Golomb BA, Kane T, Dimsdale JE: „Severe irritability associated with statin cholesterol lowering", in: *QJM*, 2004; 97 (4), S. 229–235.
42. Kraft R, Kahn A, Medina-Franco J, et al.: „A cell-based fascin bioassay identifies compounds with potential anti-metastasis or cognitionenhancing functions", in: *Dis Model Mech.* 2012; 6 (1), S. 217–235.
43. Rizvi K, Hampson JP, Harvey JN: „Do lipid-lowering drugs cause erectile dysfunction? A systematic review", in: *Fam Pract.* 2002; 19 (1), S. 95–98.
44. de Graaf L, Brouwers AH, Diemont WL: „Is decreased libido associated with

the use of HMG-CoA-reductase inhibitors?", in: *Br J Clin Pharmacol.* 2004; 58 (3), S. 326–328.

45. Tomlinson SS, Mangione KK: „Potential adverse effects of statins on muscle", in: *Phys Ther.* 2005; 85 (5), S. 459–465.
46. Edison RJ, Muenke M: „Central nervous system and limb anomalies in case reports of first-trimester statin exposure", in: *N Eng J Med.* 2004; 350 (15), S. 1579.
47. Pasternak RC, Smith SC, Bairey-Merz CN, Grundy SM, Cleeman JI, Lenfant C: „ACC/AHA/NHLBI clinical advisory on the use and safety of statins", in: *Circulation*, 2002; 106 (8), S. 1024–1028.
48. Ucar M, Mjorndal T, Dahlqvist R: „HMG-CoA reductase inhibitors and myotoxicity", in: *Drug Saf.* 2000; 22 (6), S. 441–457.
49. Cannon CP, Braunwald E, McCabe CH, et al.: „Intensive versus moderate lipid lowering with statins after acute coronary syndromes" in: *N Eng J Med.* 2004; 350 (15), S. 1495–1504.
50. Sinzinger H, Wolfram R, Peskar BA: „Muscular side effects of statins", in: *J Cardiovasc Pharmacol.* 2002; 40 (2), S. 163–171.
51. Wise SJ, Nathoo NA, Etminan M, Mikelberg FS, Mancini GB: „Statin use and risk for cataract: A nested case-control study of 2 populations in Canada and the United States", in: *Can J Cardiol.* 2014; 30 (12), S. 1613–1619.
52. Nakazato R, Gransar H, Berman DS, et al.: „Statins use and coronary artery plaque composition: Results from the International Multi-center Confirm Registry", in: *Atherosclerosis*, 2012; 225 (1), S. 148–153.
53. Raggi P, Davidson M, Callister TQ, et al.:. „Aggressive versus moderate lipid-lowering therapy in hypercholesterolemic postmenopausal women: beyond endorsed lipid lowering with EBT scanning (BELLES)", in: *Circulation*, 2005; 112 (4), S. 563–571. doi:10.1161/CIRCULATIONAHA.104.512681
54. Schmermund A, Achenbach S, Budde T, et al.: „Effect of intensive versus standard lipid-lowering treatment with atorvastatin on the progression of calcified coronary atherosclerosis over 12 months: a multicenter, randomized, double-blind trial", in: *Circulation*, 2006; 113 (3), S. 427–437. doi:10.1161/CIRCULATIONAHA.105.568147
55. Saremi R, Bahn G, Reaven PD, et al.: „Progression of vascular calcification is increased with statin use in the Veterans Affairs Diabetes Trial (VADT)", in: *Diabetes Care*, 2012; 35 (11), S. 2390–2392. doi:10.2337/dc12-0464
56. Mikus CR, Boyle LJ, Borengasser SJ, et al.: „Simvastatin impairs exercise training adaptations", in: *J Am Coll Cardiol.* 2013; 62 (8), S. 709–714.

Kapitel 5: Die wirklichen Ursachen von Herzerkrankungen

1. American Heart Association: „Managing stress to control high blood pressure" page: http://www.heart.org/HEARTORG/Conditions/HighBloodPressure/Prevention-TreatmentofHighBloodPressure/Stress-and-Blood-Pressure_UCM_301883_Article.jsp#.V7_7s8ekz8N. Besuch dieser Website: 25.8.2016.
2. Smith J: *Statin nation: the great cholesterol cover-up* [DVD], 2012.
3. Smith J: *Statin nation II: what really causes heart disease* [DVD], 2015.
4. Scarborough P, Bhatnagar P, Wickramasinghe K, Smolina K, Mitchell C, Rayner M: *Coronary heart disease statistics 2010 edition*, British Heart Foundation Health Promotion Research Group, Department of Public Health, University of Oxford, 2010.
5. Allender S, Peto V, Scarborough P, Kaur A, Rayner M: *Coronary heart disease statistics 2008 edition*, British Heart Foundation Health Promotion Research Group, Department of Public Health, University of Oxford, 2008.
6. Ferrie JE (Hrsg.): *Work stress and health: the Whitehall II study,* London: Public and Commercial Services Union on behalf of Council of Civil Service Unions/Cabinet Office, 2004. https://www.ucl.ac.uk/whitehallII/pdf/wii-booklet. Besuch dieser Website: 25.8.2016.
7. Björntorp P, Rosmond R: „Obesity and cortisol", in: *Nutrition*, 2000; 16 (10), S. 924–936.
8. Airaksinen KE, Ikäheimo MJ, Linnaluoto MK, Niemelä M, Takkunen JT: „Impaired vagal heart rate control in coronary heart disease", in: *Br Heart J.* 1987; 58 (6), S. 592–597.
9. Bigger JT, Fleiss JL, Steinman RC, Rolnitzky LM, Schneider WJ, Stein PK: „RR variability in healthy, middle-aged persons compared with patients with chronic coronary heart disease or recent acute myocardial infarction", in: *Circulation*, 1995; 91 (7), S. 1936–1943.
10. Burger AJ, Hamer AW, Weinrauch LA, Délia JA: „Relation of heart rate variability and serum lipoproteins in type 1 diabetes mellitus and chronic stable angina pectoris", in: *Am J Cardiol.* 1998; 81 (8), S. 945–949.
11. Burger AJ, Kamalesh M: „Effect of beta-adrenergic blocker therapy on the circadian rhythm of heart rate variability in patients with chronic stable angina pectoris", in: *Am J Cardiol.* 1999; 83 (4), S. 596–598.
12. Hayano J, Sakakibara Y, Yamada M, et al.: „Decreased magnitude of heart rate spectral components in coronary artery disease. Its relation to angiographic severity", in: *Circulation*, 1990; 81 (4), S. 1217–1224. doi:10.1161/01.CIR.81.4.1217

13. Hayano J, Yamada A, Mukai S, et al.: „Severity of coronary atherosclerosis correlates with the respiratory component of heart rate variability", in: *Am Heart J.* 1991; 121 (4 Pt 1), S. 1070–1079.
14. Liao D, Cai J, Rosamond WD, et al.: „Cardiac autonomic function and incident coronary heart disease: a population-based case-cohort study. The ARIC Study", in: *Am J Epidemiol.* 1997; 145 (8), S. 696–706.
15. Mäkikallio TH, Ristimäe T, Airaksinen KE, Peng CK, Goldberger AL, Huikuri HV: „Heart rate dynamics in patients with stable angina pectoris and utility of fractal and complexity measures", in: *Am J Cardiol.* 1998; 81 (1), S. 27–31.
16. Nolan J, Flapan AD, Goodfield NE, et al.: „Measurement of parasympathetic activity from 24-hour ambulatory electrocardiograms and its reproducibility and sensitivity in normal subjects, patients with symptomatic myocardial ischemia, and patients with diabetes mellitus", in: *Am J Cardiol.* 1996; 77 (2), S. 154–158.
17. Tsuji H, Larson MG, Venditti FJ, et al.: „Impact of reduced heart rate variability on risk for cardiac events. The Framingham Heart Study", in: *Circulation*, 1996; 94 (11), S. 2850–2855.
18. Wennerblom B, Lurje L, Solem J, et al.: „Reduced heart rate variability in ischemic heart disease is only partially caused by ischemia", in: *Cardiology,* 2000; 94 (3), S. 146–151.
19. Nolan J, Flapan AD, Reid J, Neilson JM, Bloomfield P, Ewing DJ: „Cardiac parasympathetic activity in severe uncomplicated coronary artery disease", in: *Br Heart J.* 1994; 71 (6), S. 515–520.
20. Rich MW, Saini JS, Kleiger RE, Carney RM, teVelde A, Freedland KE: „Correlation of heart rate variability with clinical and angiographic variables and late mortality after coronary angiography", in: *Am J Cardiol.* 1988; 62 (10 Pt 1), S. 714–717.
21. Takase B, Kurita A, Noritake M, et al.: „Heart rate variability in patients with diabetes mellitus, ischemic heart disease, and congestive heart failure", in: *J Electrocardiol.* 1992; 25 (2), S. 79–88.
22. Dekker JM, Schouten EG, Klootwijk P, Pool J, Swenne CA, Kromhout D: „Heart rate variability from short electrocardiographic recordings predicts mortality from all causes in middle-aged and elderly men: the Zutphen study", in: *Am J Epidemiol.* 1997; 145 (10), S. 899–908.
23. Huikuri HV, Mäkikallio TH, Airaksinen KE, et al.: „Power-law relationship of heart rate variability as a predictor of mortality in the elderly", in: *Circulation*, 1998; 97 (20), S. 2031–2036.
24. Mäkikallio TH, Huikuri HV, Mäkikallio A, et al.: „Prediction of sudden cardiac death by fractal analysis of heart rate variability in elderly subjects", in: *J Am Coll Cardiol.* 2001; 37 (5), S. 1395–1402.

25. Mäkikallio TH, Høiber S, Køber L, et al.: „Fractal analysis of heart rate dynamics as a predictor of mortality in patients with depressed left ventricular function after acute myocardial infarction", in: *Am J Cardiol.* 1999; 83 (6), S. 836–839.
26. Huikuri HV, Mäkikallio TH, Chung-Kang P, et al.: „Fractal correlation properties of R-R interval dynamics and mortality in patients with depressed left ventricular function after an acute myocardial infarction", in: *Circulation*, 2000; 101 (1), S. 47–53.
27. Kop WJ, Verdino RJ, Gottdiener JS, O'Leary ST, Bairey Merz CN, Krantz DS: „Changes in heart rate and heart rate variability before ambulatory ischemic events", in: *J Am Coll Cardiol.* 2001; 38 (3), S. 742–749.
28. Tuininga YS, Crijns HJ, Brouwer J, et al.: „Evaluation of importance of central effects of atenolol and metoprolol measured by heart rate variability during mental performance tasks, physical exercise, and daily life in stable postinfarct patients", in: *Circulation*, 1995; 92 (12), S. 3415–3423.
29. Sroka K: „On the genesis of myocardial ischemia", in: *Z Kardiol.* 2004; 93 (10), S. 768–783.
30. Scheuer J: „Myocardial metabolism in cardiac hypoxia", in: *Am J Cardiol.* 1967; 19 (3), S. 385–392.
31. Monteiro C: *Acidity theory of atherosclerosis: new evidences*, Scotts Valley, CA: CreateSpace, 2012.
32. Katz AM: „Effects of ischemia on the cardiac contractile proteins", in: *Cardiology*, 1971; 56 (1), S. 276–283.
33. Monteiro CE: „Stress as cause of atherosclerosis: the acidity theory", in: Rosch J (Hrsg.): *Fat and cholesterol don't cause heart attacks and statins are not the solution*, Columbus Publishing, 2016.
34. Kendrick M: „Cardiovascular disease is primarily due to blood clotting", in: In: Rosch J (Hrsg.): *Fat and cholesterol don't cause heart attacks and statins are not the solution*, Llantarnam Park, UK: Columbus Publishing, 2016.
35. Opie LH: „Acute metabolic response in myocardial infarction", in: *Br Heart J.* 1971; 33 Suppl. S. 129–137.
36. Katz LN, Long CN: „Lactic acid in mammalian cardiac muscle. Part 1. The stimulation maximum", in: *Proceedings of the Royal Society. Series B. Biol Sci.* 1925; 99, S. 8.
37. Tennant R: „Factors concerning the arrest of contraction in an ischemic myocardial area", in: *Am J Physiol.* 1935; 113, S. 677–682.
38. Schneider RH, Grim CE, Rainforth MV, et al.: „Stress reduction in the secondary prevention of cardiovascular disease: randomized, controlled trial of transcendental meditation and health education in blacks", in: *Circ*

Cardiovasc Qual Outcomes, 2012; 5 (6), S. 750–758. doi:10.1161/CIRCOUTCOMES.112.967406.

39. Smith J: *$29 billion reasons to lie about cholesterol*, Troubador: 2009.
40. „Randomised trial of cholesterol lowering in 4444 patients with coronary heart disease: the Scandinavian Simvastatin Survival Study (4S)", in: *Lancet*, 1994; 344 (8934), S. 1383–1389.
41. Kwon HM, Sangiogi G, Ritman EL, et al.: „Enhanced coronary vasa vasorum neovascularization in experimental hypercholesterolemia", in: *J Clin Invest.* 1998; 101 (8), S. 1551–1556.
42. Homepage von Ravnskov U: siehe http://www.ravnskov.nu. Besuch dieser Homepage: 15.3.2017
43. Ravnskov U: *The cholesterol myths.* White Plains, MD: NewTrends Publishing, 2000; deutsche Ausgabe: *Mythos Cholesterin. Die größten Irrtümer*, Stuttgart: Hirtzel, 5. Aufl. 2011
44. Ravnskov U, McCully K: „Vulnerable plaque formation from obstruction of vasa vasorum by homocysteinylated and oxidized lipoprotein aggregates complexed with microbial remnants and LDL autoantibodies", in: *Ann Clin Lab Sci.* 2009; 39 (1), S. 3–16.
45. Thayer WS: „On the cardiac and vascular complications and sequels of typhoid fever", in: *Bull Johns Hopkins Hosp.* Oktober 1904, S. 323–340.
46. Wiesel J: „Die Erkrankungen arterieller Gefäße im Verlaufe akuter Infektionen. Teil II", in: *Z Heilkunde*, 1906; 27, S. 262–294.
47. Madjid M, Miller CC, Zarubaev VV, et al.: „Influenza epidemics and acute respiratory disease activity are associated with a surge in autopsy-confirmed coronary heart disease death: results from 8 years of autopsies in 34,892 subjects", in: *Eur Heart J.* 2007; 28 (10), S. 1205–1210.
48. Smeeth L, Thomas SL, Hall AJ, Hubbard R, Farrington P, Vallance P: „Risk of myocardial infarction and stroke after acute infection or vaccination", in: *N Eng J Med.* 2004; 351 (25), S. 2611–2618.
49. Valtonen V, Kuikka A, Syrjänen J: „Thromboembolic complications in bacteremic infections", in: *Eur Heart J.* 1993; 14, Suppl. K, S. 20–23.
50. Spahr A, Klein E, Khuseyinova N, et al.: „Periodontal infections and coronary heart disease: role of periodontal bacteria and importance of total pathogen burden in the Coronary Event and Periodontal Disease (CORODONT) study", in: *Arch Intern Med.* 2006; 166 (5), S. 554–549.
51. Khamis RY, Hughes AD, Caga-Anan M, et al.: „High serum immunoglobulin g and m levels predict freedom from adverse cardiovascular events in hypertension: a nested case-control substudy of the Anglo-Scandinavian Cardiac Outcomes Trial", in: *E Bio Medicine*, 2016; 9, S. 372–380.
52. „Immune system linked to lower heart attack risk, suggests study", in: *Science*

Daily, 20.6.2016, vgl. https://www.sciencedaily.com/releases/2016/06/160620085208.htm. Besuch dieser Website: 15.3.2017

53. He J, Vupputuri S, Allen K, Prerost MR, Hughes J, Whelton PK: „Passive smoking and the risk of coronary heart disease – a metaanalysis of epidemiologic studies", in: *N Eng J Med.* 1999; 340 (12), S. 920–926.
54. Glantz SA, Parmley WW: „Passive smoking and heart disease. Mechanisms and risk", in: *JAMA*, 1995; 273, S. 1047–1053.
55. Dockery DW: „Health effects of particulate air pollution", in: *Ann Epidemiol.* 2009; 19 (4), S. 257–263.
56. Bhatnagar A: „Environmental cardiology: studying mechanistic links between pollution and heart disease", in: *Circ Res.* 2006; 99 (7), S. 692–705.
57. Pope CA 3rd, Burnett RT, Thurston GD, et al.: „Cardiovascular mortality and long-term exposure to particulate air pollution: epidemiological evidence of general pathophysiological pathways of disease", in: *Circulation,* 2004; 109 (1), S. 71–77.
58. Dominici F, Peng RD, Bell ML, et al.: „Fine particulate air pollution and hospital admission for cardiovascular and respiratory diseases", in: *JAMA*, 2006; 295 (10), S. 1127–1134.
59. Peters A, Dockery DW, Muller JE, Mittleman MA: „Increased particulate air pollution and the triggering of myocardial infarction", in: *Circulation,* 2001; 103 (23), S. 2810–2815.
60. Miller KA, Siscovick DS, Sheppard L, et al.: „Long-term exposure to air pollution and incidence of cardiovascular events in women", in: *NEJM*, 2007, 356 (5), S. 447–458.
61. Gold DR, Litonjua A, Schwartz J, et al.: „Ambient pollution and heart rate variability", in: *Circulation*, 2000; 101 (11), S. 1267–1273.
62. Magari SR, Hauser R, Schwartz J, Williams PL, Smith TJ, Christiani DC: „Association of heart rate variability with occupational and environmental exposure to particulate air pollution", in: *Circulation*, 2001; 104 (9), S. 986–991.
63. Pope CA 3rd, Verrier RL, Lovett EG, et al.: „Heart rate variability associated with particulate air pollution", in: *Am Heart J.* 1999; 138 (5 Pt 1), S. 890–899.
64. Riediker M, Cascio WE, Griggs TR, et al.: „Particulate matter exposure in cars is associated with cardiovascular effects in healthy young men", in: *Am J Respir Crit Care Med.* 2004; 169 (8), S. 934–940.
65. World Health Organization: „Public health, environmental and social determinants of health (PHE). WHO Global Urban Ambient Air Pollution Database (update 2016)", siehe: http://www.who.int/phe/health_topics/outdoorair/databases/cities/en. Besuch dieser Website: 15.3.2017
66. Liboff AR: „Medical problems arising from solar storms", in: Rosch PJ

(Hrsg.): *Bioelectromagnetic and subtle energy medicine*, Boca Raton, FL: CRC Press, 2. Aufl. 2015.
67. „Sun spots affect some maladies French doctors believe they have proved", in: *New York Times*, 12.7.1922, S. 1.
68. Halberg F, Düll-Pfaff N, Gumarova L, et al.: „27-day cycles in human mortality: Traute and Bernhard Düll", in: *Hist Geo Space Sci.* 2013; 4. doi:10.5194/hgss-4-47-2013
69. Vencluviene J, Babarskiene R, Slapikas R, Sakalyte G: „The association between phenomena on the sun, geomagnetic activity, meteorological variables, and cardiovascular characteristic in patients with myocardial infarction", in: *Int J Biometeor*, 2013; 57 (5), S. 797–804.
70. Mendoza B, Diaz-Sandoval R: „Relationship between solar activity and myocardial infarctions in Mexico City", in: *Geofis Int.* 2000; 39 (1), S. 53–56.
71. Rodriguez-Tabbada RE, Figueredo PS, Figueredo SS: „Geomagnetic activity related to acute myocardial infarctions: Relationship in a reduced population and time interval", in: *Geofis Int.* 2004; 43 (2), S. 265–269.
72. Stoupel E, Kalediene R, Petrauskiene J, et al.: „Twenty years study of solar, geomagnetic, cosmic ray activity links with monthly deaths numbers (n-850304)", in: *J Biomed Sci Eng.* 2011; 4 (6), S. 426–434.
73. Cornéllisen G, Halberg F, Breus T, et al.: „Non-photic solar associations of heart rate variability and myocardial infarction", in: *J Atm Solar Terr Phys.* 2002; 64 (5-6), S. 707–720.
74. Cornélissen G, Watanabe Y, Otsuka K, Halberg F: „Influences of space and terrestrial weather on human physiology and pathology", in: Rosch PJ (Hrsg.): *Bioelectromagnetic and subtle energy medicine*, Boca Raton, FL: CRC Press, 2. Aufl. 2015.

Kapitel 6: Das Coenzym Q10 und die „Energiefabrik" des Herzens

1. Murray AJ, Edwards LM, Clarke K: „Mitochondria and heart failure", in: *Curr Opin Clin Nutr Metab Care*, 2007; 10 (6), S. 704–711.
2. Chen L, Knowlton AA: „Mitochondrial dynamics in heart failure", in: *Congest Heart Fail.* 2011; 17 (6), S. 257–261.
3. Alehagen U, Johansson P, Björnstedt M, Rosén A, Dahlström U: „Cardiovascular mortality and N-terminal proBNP reduced after combined selenium and CoQ10 supplementation: a 5-year prospective randomized double-blind placebo-controlled trial among elderly Swedish citizens", in: *Int J Cardiol.* 2013; 167 (5), S. 1860–1866.
4. Downs JR, Clearfield M, Weis S, et al.: „Primary prevention of acute coronary

events with lovastatin in men and women with average cholesterol levels: results of AFCAPS/TexCAPS", in: *JAMA*, 1998; 279 (20), S. 1615–1622.

5. Smith J: *Statin nation: the great cholesterol cover-up* [DVD], 2012.
6. Lockwood K, Moesgaard S, Folkers K: „Partial and complete regression of breast cancer in patients in relation to dosage of coenzyme Q10", in: *Biochem Biophys Res Commun.* 1994; 199 (3), S. 1504–1508.
7. Rusciani L, Proietti I, Paradisi A, et al.: „Recombinant interferon alpha-2b and coenzyme Q10 as a postsurgical adjuvant therapy for melanoma: a 3-year trial with recombinant interferon-alpha and 5-year follow-up", in: *Melanoma Res.* 2007; 17 (3), S. 177–183.
8. Okuyama H, Langsjoen PH, Hamazaki T, et al.: „Statins stimulate atherosclerosis and heart failure: pharmacological mechanisms", in: *Expert Rev Clin Pharmacol.* 2015; 8 (2), S. 189–199.
9. Rayman MP: „Selenium and human health", in: *Lancet*, 2012; 379 (9822), S. 1256–1268.
10. Flores-Mateo G, Navas-Acien A, Pastor-Barriuso R, Guallar E: „Selenium and coronary heart disease: a meta-analysis", in: *Am J Clin Nutr.* 2006; 84 (4), S. 762–773.
11. Bruce A: „Swedish views on selenium", in: *Ann Clin Res.* 1986; 18 (1), S. 8–12.
12. Alehagen U, Johannson P, Björnstedt M, Rosén A, Post C, Aaseth J: „Relatively high mortality risk in elderly Swedish subjects with low selenium status", in: *Eur J Clin Nutr.* 2016; 70 (1), S. 91–96.
13. Langsjoen PH, Langsjoen PH, Folkers K: „A six year clinical study of therapy of cardiomyopathy with coenzyme Q10", in: *Int J Tissue React.* 1990; 12 (3), S. 169–171.
14. Langsjoen PH, Langsjoen AM: „Overview of the use of CoQ10 in cardiovascular disease", in: *Biofactors*, 1999; 9 (2-4), S. 273–284.
15. Langsjoen PH, Langsjoen AM: „Supplemental ubiquinol in patients with advanced congestive heart failure", in: *Biofactors*, 2008; 32 (1-4), S. 119–128.
16. Morisco C, Trimarco B, Condorelli M: „Effect of coenzyme Q10 therapy in patients with congestive heart failure: a long term multicenter randomized study", in: *Clin Invest.* 1993; 71 (8 Suppl.), S. 134–136.
17. Soja AM, Mortensen SA: „Treatment of congestive heart failure with coenzyme Q10 illuminated by meta-analyses of clinical trials", in: *Mol Aspects Med.*1997; 18 (Suppl.), S. S159–168.
18. Sander S, Coleman CI, Patel AA, Kluger J, White CM: „The impact of coenzyme Q10 on systolic function in patients with chronic heart failure", in: *J Card Fail.* 2006; 12 (6), S. 464–472.
19. Fotino AD, Thompson-Paul AM, Bazzano L: „Effect of coenzyme Q10 sup-

plementation on heart failure: a meta-analysis", in: *Am J Clin Nutr.* 2013; 97 (2), S. 268–275.
20. Mortensen SA, Rosenfeldt F, Kumar A, et al.: „The effect of coenzyme Q10 on morbidity and mortality in chronic heart failure", in: *JACC Heart Fail.* 2014; 2 (6), S. 641–649.
21. British Heart Foundation: „Treatments: drugs, stents and surgery", siehe https://www.bhf.org.uk/research/what-we-research/treatments-drugs-stents-and-surgery. Besuch dieser Website: 15.3.2017
22. Alberts B, Johnson A, Lewis J, et al.: *Molecular biology of the cell*, New York: Garland Science, 4. Aufl. 2002; deutsche Ausgabe: *Molekularbiologie der Zelle*, Weinheim: Wiley-VCH, 6. Aufl. 2017
23. Gao L, Mao Q, Cao J, Wang Y, Zhou X, Fan L: „Effects of coenzyme Q10 on vascular endothelial function in humans: a meta-analysis of randomized controlled trials", in: *Atherosclerosis*, 2012; 221 (2), S. 311–316.
24. Singh RB, Niaz MA, Rastogi SS, Shukla PK, Thakur AS: „Effect of hydrosoluble COQ10 on blood pressure and insulin resistance in hypertensive patients with coronary artery disease", in: *J Hum Hypertens.* 1999; 13 (3), S. 203–208.
25. Burke BE, Neuenschwander R, Olson RD: „Randomized double-blind placebo controlled trial of coenzyme Q10 in isolated systolic hypertension", in: *South Med J.* 2001; 94 (11), S. 1112–1117.
26. Rosenfeldt FL, Haas SJ, Krum H, et al.: „Coenzyme Q10 in the treatment of hypertension: a meta-analysis of clinical trials", in: *J Hum Hypertens.* 2007; 21 (4), S. 297–306.
27. Lobo V, Patil A, Phatak A, Chandra N: „Free radicals, antioxidants and functional foods: impact on human health", in: *Pharmacogn Rev.* 2010; 4 (8), S. 118–126.
28. Shults CW, Flint Beal M, Song D, Fontaine D: „Pilot trial of high dosages of coenzyme Q10 in patients with Parkinson's disease", in: *Exp Neurol.* 2004; 188 (2), S. 491–494.
29. Ferrante KL, Shefner J, Zhang H, et al.: „Tolerance of high-dose (3000mg/day) coenzyme Q10 in ALS", in: *Neurology*, 2005; 65 (11), S. 1834–1836.

Kapitel 7: Nahrung für das Herz

1. Foster GD, Wyatt HR, Hill JO, et al.: „A randomized trial of a low-carbohydrate diet for obesity", in: *N Eng J Med.* 2003; 348 (21), S. 2082–2090.
2. Shai I, Schwarzfuchs D, Henkin Y, et al.: „Weight loss with a low-carbohydrate, Mediterranean, or low-fat diet", in: *N Eng J Med.* 2008; 359 (3), S. 229–241.
3. Brehm BJ, Seeley RJ, Daniels SR, et al.: „A randomized trial comparing a

very low carbohydrate diet and a calorie-restricted low fat diet on body weight and cardiovascular risk factors in healthy women", in: *J Clin Endocrinol Metabol.* 2003; 88 (4), S. 1617–1623.

4. Stern L, Iqbal N, Seshadri P, et al.: „The effects of low-carbohydrate versus conventional weight loss diets in severely obese adults: one-year follow-up of a randomized trial", in: *Ann Intern Med.* 2004; 140 (10), S. 778–785.
5. Yancy WS, Olsen MK, Guyton JR, Bakst RP, Westman EC: „A low-carbohydrate, ketogenic diet versus a low-fat diet to treat obesity and hyperlipidemia", in: *Ann Intern Med.* 2004; 140 (10), S. 769–777.
6. Gardner CD, Kiazand A, Alhassan S, et al.: „Comparison of the Atkins, Zone, Ornish and LEARN diets for change in weight and related risk factors among overweight premenopausal women", in: *JAMA*, 2007; 297 (9), S. 969–977.
7. Liu S, Manson JE, Stampfer MJ, et al.: „Dietary glycemic load assessed by food-frequency questionnaire in relation to plasma high-density-lipoprotein cholesterol and fasting plasma triacylglycerols in postmenopausal women", in: *Am J Clin Nutr.* 2001; 73 (3), S. 560–566.
8. Radhika G, Ganesan A, Sathya RM, Sudha V, Mohan V: „Dietary carbohydrates, glycemic load and serum high-density lipoprotein cholesterol concentrations among south Indian adults", in: *Eur J Clin Nutr.* 2007; 63 (3), S. 413–420.
9. Garg A, Grundy SM, Koffler M: „Effect of high carbohydrate intake on hyperglycemia, islet function, and plasma lipoproteins in NIDDM", in: *Diabetes Care*, 1992; 15 (11), S. 1572–1580.
10. Garg A, Bantle JP, Henry RR, et al.: „Effects of varying carbohydrate content of diet in patients with non-insulin-dependent diabetes mellitus", *JAMA*, 1994; 271 (18), S. 1421–1428.
11. Samaha FF, Iqbal N, Seshadri P, et al.: „A low-carbohydrate as compared with a low-fat diet in severe obesity", in: *N Eng J Med.* 2003; 348 (21), S. 2074–2081.
12. Appel LJ, Sacks FM, Carey VJ, et al.: „Effects of protein, monounsaturated fat, and carbohydrate intake on blood pressure and serum lipids", in: *JAMA*, 2005; 294 (19), S. 2455–2464.
13. Mozaffarian D, Rimm EB, Herrington DM: „Dietary fats, carbohydrate, and progression of coronary atherosclerosis in postmenopausal women", in: *Am J Clin Nutr.* 2004; 80 (5), S. 1175–1184.
14. Dunder K, Lind L, Zethelius B, Berglund L, Lithell H: „Increase in blood glucose concentration during antihypertensive treatment as a predictor of myocardial infarction: population based cohort study", in: *BMJ,* 2003; 326 (7391), S. 681–685.
15. Saydah SH, Miret M, Sung J, Varas C, Gause D, Brancati FL: „Postchallenge

hyperglycemia and mortality in a national sample of U.S. adults", in: *Diabetes Care*, 2001; 24 (8), S. 1397–1402.

16. Qiao Q, Dekker JM, de Vegt F, et al.: „Two prospective studies found that elevated 2-hr glucose predicted male mortality independent of fasting glucose and HbA1c", in: *J Clin Epidemiol.* 2004; 57 (6), S. 590–596.
17. Temelkova-Kurktschiev TS, Koehler C, Henkel E, Leonhardt W, Fuecker K, Hanefeld M: „Postchallenge plasma glucose and glycemic spikes are more strongly associated with atherosclerosis than fasting glucose or HbA1c level", in: *Diabetes Care,* 2000; 23 (12), S. 1830–1834.
18. Balkau B, Shipley M, Jarrett RJ, et al.: „High blood glucose concentration is a risk factor for mortality in middle-aged nondiabetic men. 20-year follow-up in the Whitehall Study, the Paris Prospective Study, and the Helsinki Policemen Study", in: *Diabetes Care,* 1998; 21 (3), S. 360–367.
19. Liu S, Willett WC, Stampfer MJ, et al.: „A prospective study of dietary glycemic load, carbohydrate intake, and risk of coronary heart disease in US women", in: *Am J Clin Nutr.* 2000; 71 (6), S. 1455–1461.
20. Levitan EB, Song Y, Ford ES, Liu S: „Is nondiabetic hyperglycemia a risk factor for cardiovascular disease? A meta-analysis of prospective studies", in: *Arch Intern Med.* 2004; 164 (19), S. 2147–2155.
21. Danaei G, Lawes CM, Vander Hoorn S, Murray CJ, Ezzati M: „Global and regional mortality from ischaemic heart disease and stroke attributable to higher-than-optimum blood glucose concentration: comparative risk assessment", in: *Lancet*, 2006; 368 (9548), S. 1651–1659.
22. Wei M, Gaskill SP, Haffner SM, Stern MP: „Effects of diabetes and level of glycemia on all-cause and cardiovascular mortality. The San Antonio Heart Study", in: *Diabetes Care,* 1998; 21 (7), S. 1167–1172.
23. Rodriguez BL, Lau N, Burchfield CM, et al.: „Glucose intolerance and 23-year risk of coronary heart disease and total mortality: the Honolulu Heart Program", in: *Diabetes Care,* 1999; 22 (8), S. 1262–1265.
24. Vaccaro O, Ruth KJ, Stamler J: „Relationship of postload plasma glucose to mortality with 19-yr follow-up. Comparison of one versus two plasma glucose measurements in the Chicago Peoples Gas Company Study", in: *Diabetes Care*, 1992; 15 (10), S. 1328–1334.
25. Lowe LP, Liu K, Greenland P, Metzger BE, Dyer AR, Stamler J: „Diabetes, asymptomatic hyperglycemia, and 22-year mortality in black and white men. The Chicago Heart Association Detection Project in Industry Study", in: *Diabetes Care,* 1997; 20 (2), S. 163–169.
26. Li Z, Otvos JD, Lamon-Fava S, et al.: „Men and women differ in lipoprotein response to dietary saturated fat and cholesterol restriction", in: *J Nutr.* 2003; 133 (11), S. 3428–3433.

27. Walden CE, Retzlaff BM, Buck BL, McCann BS, Knopp RH: „Lipoprotein lipid response to the National Cholesterol Education Program Step II Diet by hypercholesterolemic and combined hyperlipidemic women and men", in: *Arterioscler Thromb Vasc Biol.* 1997; 17 (2), S. 375–382.
28. Lichtenstein AH, Asuman LM, Jalbert SM, et al.: „Efficacy of a Therapeutic Lifestyle Change/Step 2 diet in moderately hypercholesterolemic middle-aged and elderly female and male subjects", in: *J Lipid Res.* 2002; 43 (2), S. 264–273.
29. Weitz D, Weintraub H, Fisher E, Schwartzbard AZ: „Fish oil for the treatment of cardiovascular disease", in: *Cardiol Rev.* 2010; 18 (5), S. 258–263.
30. Hu FB, Bronner L, Willett WC, et al.: „Fish and omega-3 fatty acid intake and risk of coronary heart disease in women", in: *JAMA*, 2002; 287 (14), S. 1815–1821.
31. Simopoulos AP: „The importance of the ratio of omega-6/omega-3 essential fatty acids", in: *Biomed Pharmacother.* 2002; 56 (8), S. 365–379.
32. GISSI-Prevenzione Investigators (Gruppo Italiano per lo Studio della Sopravvivenza nell' Infarto miocardico): „Dietary supplementation with n-3 polyunsaturated fatty acids and vitamin E after myocardial infarction: results of the GISSI-Prevenzione trial", in: *Lancet*, 1999; 354 (9177), S. 447–455.
33. Smith J: *Statin nation II: what really causes heart disease* [DVD], 2015.
34. Messori A, Fadda V, Maratea D, Trippoli S: Omega-3 fatty acid supplements for secondary prevention of cardiovascular disease: from „no proof of effectiveness" to „proof of no effectiveness", in; *JAMA Intern Med.* 2013; 173 (15), S. 1466–1468. doi:10.1001/jamainternmed.2013.6638
35. Dauchet L, Amouyel P, Hercberg S, Dallongeville J: „Fruit and vegetable consumption and risk of coronary heart disease: a meta-analysis of cohort studies", in: *J Nutr.* 2006; 136 (10), S. 2588–2593.
36. British Heart Foundation: *European cardiovascular disease statistics 2008*, London: British Heart Foundation, 2008.
37. Zhang X, Shu XO, Xiang YB, et al.: „Cruciferous vegetable consumption is associated with a reduced risk of total and cardiovascular disease mortality", in: *Am J Clin Nutr.* 2011; 94 (1), S. 240–246. doi:10.3945/ajcn.110.009340
38. Campbell-McBride, N: *Gut and psychology syndrome*, Cambridge, U.K.: Mediform Publishing, 2004.
39. Boushey CJ, Beresford SA, Omenn GS, Motulsky AG: „A quantitative assessment of plasma homocysteine as a risk factor for vascular disease. Probable benefits of increasing folic acid intakes", in: *JAMA*, 1995; 274 (13), S. 1049–1057.
40. Bønaa K, Njølstad I, Ueland PM, et al.: „Homocysteine lowering and cardiovascular events after acute myocardial infarction", in: *N Engl J Med.* 2006; 354 (15), S. 1578–1588.
41. Lonn E, Yusuf S, Arnold MJ, et al.: „Homocysteine lowering with folic acid

and B vitamins in vascular disease", in: *N Engl J Med.* 2006; 354 (15), S. 1567–1577.
42. Albert CM, Cook NR, Gaziano JM, et al.: „Effect of folic acid and B vitamins on risk of cardiovascular events and total mortality among women at high risk for cardiovascular disease: a randomized trial", in: *JAMA*, 2008; 299 (17), S. 2027–2036.
43. Schulman SP, Becker LC, Kass DA, et al.: „L-Arginine therapy in acute myocardial infarction. The Vascular Interaction With Age in Myocardial Infarction (VINTAGE MI) randomized clinical trial", in: *JAMA*, 2006; 295 (1), S. 58–64. doi:10.1001/JAMA,295.1.58
44. Stone I: „On the genetic etiology of scurvy", in: *Acta Geneticae Medicae et Gemellologiae*, 1966; 15, S. 345–350.
45. Hirsch A: *Handbook of geographical and historical pathology. Vol. II*, London: The New Sydenham Society, 1885.
46. Bourne GH: „Records in the older literature of tissue changes in scurvy", in: *Proc Royal Soc Med.* 1944; 37, S. 512–516.
47. Ebbell B: *Altägyptische Bezeichnungen für Krankheiten und Symptome*, Oslo 1938.
48. Tröhler U: „James Lind and scurvy: 1747 to 1795", in: *JLL Bulletin: Commentaries on the history of treatment evaluation,* 2013. Vgl. http://www.jameslindlibrary.org/articles/james-lind-and-scurvy-1747-to-1795. Besuch dieser Website: 15.3.2017
49. „Cure for scurvy discovered 40 years earlier than previously thought", in: *Telegraph*, 5.3.2009.
50. Lodish H, Berk A, Zipursky SL, Matsudaira P, Baltimore D, Darnell JE: *Molecular cell biology*, New York: W.H. Freeman, 4. Aufl. 2000.
51. Alberts B, Johnson A, Lewis J, Raff R, Roberts K, Walter P: *Molecular biology of the cell,* New York: Garland Science, 4. Aufl. 2002; deutsche Ausgabe: *Molekularbiologie der Zelle*, Weinheim: Wiley-VCH, 6. Aufl. 2017
52. Whelan MC, Senger DR: „Collagen I initiates endothelial cell morphogenesis by inducing actin polymerization through suppression of cyclic AMP and protein kinase A", in: *J Biol Chem.* 2002; 278 (1), S. 327–334. doi:10.1074/jbc.M207554200
53. Rimland B: „In memoriam: Irwin Stone 1907–1984", in: *Journal of Orthomolecular Psychiatry*, 1984; 13 (4), S. 285.
54. Stone I: *The healing factor: vitamin C against disease*, New York: Grosset and Dunlap, 1972.
55. Institute of Medicine, Food and Nutrition Board: *Dietary reference intakes for vitamin C, vitamin E, selenium, and carotenoids,* Washington, DC: National Academy Press, 2000.

56. National Institutes of Health: „Vitamin C fact sheet for health professionals", siehe https://ods.od.nih.gov/factsheets/VitaminC-HealthProfessionals. Besuch dieser Website: 15.3.2017
57. NHS Choices: „Vitamin C", siehe http://www.nhs.uk/Conditions/vitamins-minerals/Pages/Vitamin-C.aspx. Besuch dieser Website: 15.3.2017.
58. Tsimikas S, Hall JL: „Lipoprotein (a) as a potential causal genetic risk factor of cardiovascular disease: a rationale for increased efforts to understand its pathophysiology and develop targeted therapies", in: *J Am Coll Cardiol.* 2012; 60 (8), S. 716–721. doi:10.1016/j.jacc.2012.04.038.
59. Rath M, Pauling L: „Immunological evidence for the accumulation of lipoprotein (a) in the atherosclerotic lesion of the hypoascorbemic guinea pig", in: *Proc Natl Acad of Sci USA.* 1990; 87 (23), S. 9388–9390.
60. Rath M, Pauling L: „A unified theory of human cardiovascular disease leading the way to the abolition of this disease as a cause for human mortality", in: *J Ortholomol Med.* 1992; 7 (1), S. 5–15.
61. Linus Pauling's Therapy®: http://www.paulingtherapy.com. Besuch dieser Website: 15.3.2017
62. Knekt P, Ritz J, Pereira MA, et al.: „Antioxidant vitamins and coronary heart disease risk: a pooled analysis of 9 cohorts", in: *Am J Clin Nutr.* 2004; 80 (6), S. 1508–1520.
63. Afkhami-Ardekani M, Shojaoddiny-Ardekani A: „Effect of vitamin C on blood glucose, serum lipids & serum insulin in type 2 diabetes patients", in: *Indian J Med Res.* 2007; 126 (5), S. 471–474.
64. Williams R: *Biochemical individuality*, New York: McGraw-Hill Education, 1998.
65. Elin RJ: „Magnesium: the fifth but forgotten electrolyte", in: *Am J Clin Pathol.* 1994; 102 (5), S. 616–622.
66. Takaya J, Higashino H, Kobayashi Y: „Intracellular magnesium and insulin resistance", in: *Magnes Res.* 2004; 17 (2), S. 126–136.
67. Volpe SL: „Magnesium in disease prevention and overall health", in: *Adv Nutr.* 2013; 4 (3), S. 378S–383S.
68. Dean C: *The magnesium miracle*, New York: Ballantine Books, 2006; deutsche Ausgabe: *Magnesium. Das Wundermineral als Schlüssel für Ihre Gesundheit*, Rottenburg: Kopp, 2016
69. Ko YH, Hong S, Pedersen PL: „Chemical mechanism of ATP synthase. Magnesium plays a pivotal role in formation of the transition state where ATP is synthesized from ADP and inorganic phosphate", in: *J Biol Chem.* 1999; 274 (41), S. 28853–28856.
70. Douban S: „Significance of magnesium in congestive heart failure", in: *Am Heart J.* 1996; 132 (3), S. 664–671.

71. Iseri LT, French JH: „Magnesium: nature's physiologic calcium blocker“, in: *Am Heart J.* 1984; 108 (1), S. 188–193.
72. Aikawa JK: *Magnesium: its biological significance,* Boca Raton, FL: CRC Press, 1981.
73. British Hypertension Society: „Calcium channel blockers (CCBs) factsheet", siehe http://www.bhsoc.org/pdfs/therapeutics/Calcium %20Channel%20Blockers%20 (CCBs).pdf. Besuch dieser Website: 15.3.2017
74. Jiang H, Stephens NL: „Calcium and smooth muscle contraction", in: *Mol Cell Biochem.* 1994; 135 (1), S. 1–9.
75. Lazard EM: „A preliminary report on the intravenous use of magnesium sulfate in puerperal eclampsia", in: *Am J Obstet Gynecol.* 1925; 9 (4), S. 178–188.
76. Ascherio A, Hennekens C, Willett WC, et al.: „Prospective study of nutritional factors, blood pressure, and hypertension among US women", in: *Hypertension* 1996; 27 (5), S. 1065–1072.
77. Ascherio A, Rimm EB, Giovannucci EL, et al.: „A prospective study of nutritional factors and hypertension among US men", *Circulation*, 1992; 86 (5), S. 1475–1484.
78. Resnick LM: „Oral magnesium and hypertension: research and clinical application. The Magnesium Report: Clinical, Research, and Laboratory News for Cardiologists", 1999, siehe http://www.mgwater.com/hyper.shtml. Besuch dieser Website: 15.3.2017.
79. Euser AG, Cipolla MJ: „Magnesium sulfate for the treatment of eclampsia", in: *Stroke* 2009; 40 (4), S. 1169–1175.
80. Shechter M, Sharir M, Labrador MJ, Forrester J, Silver B, Bairey Merz CN: „Oral magnesium therapy improves endothelial function in patients with coronary artery disease", in: *Circulation*, 2000; 102 (19), S. 2353–2358.
81. National Heart Lung and Blood Institute: „What is an arrhythmia?", siehe http://www.nhlbi.nih.gov/health/health-topics/topics/arr. Besuch dieser Website: 15.3.2017.
82. Stühlinger HG, Kiss K, Smetana R: „Significance of magnesium in cardiac arrhythmias", in: *Wien Med Wochenschr.* 2000; 150 (15-16), S. 330–334.
83. Zehender M, Meinertz T, Faber T, et al.: „Antiarrhythmic effects of increasing the daily intake of magnesium and potassium in patients with frequent ventricular arrhythmias", in: *J Am Coll Cardiol.* 1997; 29 (5), S. 1028–1034.
84. Dean C: „An atrial fibrillation epidemic", Blog Post, siehe http://drcarolyndean.com/2015/04/an-atrial-fibrillation-epidemic. Besuch dieser Website: 15.3.2017.
85. Guerrero-Romero F, Rodríguez-Morán M: „Low serum magnesium levels and metabolic syndrome", *Acta Diabetol.* 2002; 39 (4), S. 209–213.

86. Lopez-Ridaura R, Willett WC, Rimm EB, et al.: „Magnesium intake and risk of type 2 diabetes in men and women", in: *Diabetes Care.* Jan. 2004; 27 (1), S. 134–140.
87. Seelig MS, Heggtveit HA: „Magnesium interrelationships in ischemic heart disease: a review", in: *Am J Clin Nutr.* 1974; 27 (1), S. 59–79.
88. Huges A, Tonks RS: „Platelets, magnesium and myocardial infarction", in: *Lancet*, 1965; 1 (7394), S. 1044–1046.
89. Holtmeier HJ: „Magnesiumstoffwechselstörungen und Herzinfarkt", in: Heilmeyer L, Holtmeier HJ (Hrsg.): *Herzinfarkt und Schock*, Stuttgart: Georg Thieme Verlag, 1969, S. 110.
90. Iseri LT, Alexander LC, McCaughey RS, Boyle AJ, Myers GB: „Water and electrolyte content of cardiac and skeletal muscle in heart failure and myocardial infarction", in: *Am Heart J.* 1952; 41 (2), S. 215–227.
91. Raab W: „Myocardial electrolyte derangement: crucial feature of pluricausal, so-called coronary, heart disease (dysionic cardiopathy)", in: *Ann N Y Acad Sci.* 1969; 147 (17), S. 627–686.
92. Huntsman RG, Hum BA, Lehmann H: „Observations on the effect of magnesium on blood coagulation", in: *J Clin Pathol.* 1960; 13 (2), S. 99–101.
93. Booth JV, Phillips-Bute B, McCants CB, et al.: „Low serum magnesium level predicts major adverse cardiac events after coronary artery bypass graft surgery", in: *Am Heart J.* 2003; 145 (6), S. 1108–1113.
94. Rosanoff A, Weaver CM, Rude RK: „Suboptimal magnesium status in the United States: are the health consequences underestimated?", in: *Nutr Rev.* 2012; 70 (3), S. 153–164.
95. Thomas D: „The mineral depletion of foods available to us as a nation (1940-2002) – a review of the 6th edition of McCance and Widdowson", in: *Nutr Health* 2007; 19 (1-2), S. 21–55.
96. Myhill S: „Magnesium: treating a deficiency", siehe http://drmyhill.co.uk/wiki/Magnesium_-_treating_a_deficiency. Besuch dieser Website: 15.3.2017.
97. Browne SE: „Magnesium and cardiovascular disease", in: *Br Med J.* 1963; 2 (5349), S. 118.
98. Browne SE: „The case for intravenous magnesium treatment of arterial disease in general practice: review of 34 years of experience", in: *J Nutr Med.* 1994; 4 (2)169–177.
99. Kondur AK, Hari P, Afonso LC: „Complications of myocardial infarction", in: Medscape, 18.12.2014, siehe http://emedicine.medscape.com/article/164924-overview#a3. Besuch dieser Website: 15.3.2017.
100. Woods KL, Fletcher S, Roffe C, Haider Y: „Intravenous magnesium sulphate in suspected acute myocardial infarction: results of the second Leicester Intra-

venous Magnesium Intervention Trial (LIMIT-2)", in: *Lancet*, 1992; 339 (8809), S. 1553–1558.

101. Teo KK, Yusuf S, Collins R, Held PH, Peto R: „Effects of intravenous magnesium in suspected acute myocardial infarction: overview of randomised trials", in: *BMJ* 1991; 303 (6816), S. 1499–1503.
102. Shechter M, Hod H, Marks N, Behar S, Kaplinsky E, Rabinowitz B: „Beneficial effect of magnesium sulfate in acute myocardial infarction", in: Am J Cardiol. 1990; 66 (3), S. 271–274.
103. Smith LF, Heagerty AM, Bing RF, Barnett DB: „Intravenous infusion of magnesium sulphate after acute myocardial infarction: effects on arrhythmias and mortality", in: *Int J Cardiol.* 1986; 12 (2), S. 175–180.
104. ISIS-4 Collaborative Group: „ISIS-4: a randomized factorial trial assessing early oral captopril, oral mononitrate, and intravenous magnesium sulphate in 58,050 patients with suspected acute myocardial infarction", in: *Lancet* 1995; 345 (8951), S. 669–685.
105. Downing D: „Is ISIS-4 research misconduct?", in: *J Nutr Environ Med.* 1999; 9, S. 5–13.
106. World Health Organization: „WHO issues new guidance on dietary salt and potassium", siehe http://www.who.int/mediacentre/news/notes/2013/salt_potassium_20130131/en/. Besuch dieser Website: 15.3.2017.
107. American Heart Association: „Shaking the salt habit to lower high blood pressure", siehe http://www.heart.org/HEARTORG/Conditions/HighBloodPressure/PreventionTreatmentofHighBloodPressure/Shaking-the-Salt-Habit_UCM_303241_Article.jsp#.WMl31RAnv8M. Besuch dieser Website: 15.3.2017.
108. O'Donnell MJ, Mente A, Smyth A, Yusuf S: „Salt intake and cardiovascular disease: why are the data inconsistent?", in: *Eur Heart J.* 2013; 34 (14), S. 1034–1040.
109. Kawasaki T, Itoh K, Uezono K, Sasaki H: „A simple method for estimating 24 h urinary sodium and potassium excretion from second morning voiding urine specimen in adults", in: *Clin Exp Pharmacol Physiol.* 1993; 20 (1), S. 7–14.
110. Smyth A, O'Donnell M, Mente A, Yusuf S: „Dietary sodium and cardiovascular disease", in: *Curr Hypertens Rep.* 2015; 17 (6), S. 559.
111. Stolarz-Skrzypek K, Kuznetsova T, Thijs L, et al.: „Fatal and nonfatal outcomes, incidence of hypertension, and blood pressure changes in relation to urinary sodium excretion", in: *JAMA*, 2011; 305 (17), S. 1777–1785.
112. He FJ, MacGregor GA: „Effect of modest salt reduction on blood pressure: a meta-analysis of randomized trials. Implications for public health", in: *J Hum Hypertens*. 2002; 16 (11), S. 761–770.
113. Frost CD, Law MR, Wald NJ: „By how much does dietary salt reduction

lower blood pressure? II-Analysis of observational data within populations", in: *BMJ* 1991; 302 (6780), S. 815–818.

114. Intersalt Cooperative Research Group: „Intersalt: an international study of electrolyte excretion and blood pressure. Results for 24h urinary sodium and potassium excretion", in: *BMJ* 1988; 297 (6644), S. 319–328.
115. Thomas MC, Moran J, Forsblom C, et al.: „The association between dietary sodium intake, ESRD, and all-cause mortality in patients with type 1 diabetes", in: *Diabetes Care* 2011; 34 (4), S. 861–866.
116. He FJ, MacGregor GA: „Effect of longer-term modest salt reduction on blood pressure", in: *Cochrane Database Syst Rev.* 2004, (3), S. CD004937.
117. Cook NR, Cohen J, Hebert PR, Taylor JO, Hennekens CH: „Implications of small reductions in diastolic blood pressure for primary prevention", in: *Arch Intern Med.* 1995; 155 (7), S. 701–709.
118. Tuomilehto J, Jousilahti P, Rastenyte D, et al.: „Urinary sodium excretion and cardiovascular mortality in Finland", in: *Lancet* 2001; 357 (9259), S. 848–851.
119. Nagata C, Takatsuka N, Shimizu N, Shimizu H: „Sodium intake and risk of death from stroke in Japanese men and women", in: *Stroke* 2004; 35 (7), S. 1543–1547.
120. Umesawa M, Iso H, Date C, Yamamoto A, et al.: „Relations between dietary sodium and potassium intakes and mortality from cardiovascular disease: the Japan Collaborative Cohort Study for Evaluation of Cancer Risks", in: *Am J Clin Nutr*. 2008; 88 (1), S. 195–202.
121. He J, Ogden LG, Vupputuri S, Bazzano LA, Loria C, Whelton CK: „Dietary sodium intake and subsequent risk of cardiovascular disease in overweight adults", in: *JAMA*, 1999; 282 (21), S. 2027–2034.
122. Kagan A, Popper JS, Rhoads GG, Yano K: „Dietary and other risk factors for stroke in Hawaiian Japanese men", in: *Stroke* 1985; 16 (3), S. 390–396.
123. Geleijnse JM, Witteman JC, Stijnen T, Kloos MW, Hofman A, Grob-bee DE: „Sodium and potassium intake and risk of cardiovascular events and all-cause mortality", in: *Eur J Epidemiol.* 2007; 22 (11), S. 763–770.
124. Tunstall-Pedoe H, Woodward M, Tavendale R, A'Brook R, McCluskey MK: „Comparison of the prediction by 27 different factors of coronary heart disease and death in men and women of the Scottish Heart Health Study", in: *BMJ* 1997; 315 (7110), S. 722–729.
125. Yang Q, Liu T, Kuklina EV, et al.: „Sodium and potassium intake and mortality among US adults", in: *Arch Intern Med.* 2011; 171 (13), S. 1183–1191.
126. Parrinello G, Di Pasquale P, Licata G, et al.: „Long-term effects of dietary sodium intake on cytokines and neurohormonal activation in patients with recently compensated congestive heart failure", in: *J Card Fail.* 2009; 15 (10), S. 864–873.

127. Goyal A, Spertus JA, Gosch K, et al.: „Serum potassium levels and mortality in acute myocardial infarction", in: *JAMA*, 2012; 307 (2), S. 157–164.
128. Cook NR, Obarzanek E, Cutler JA, et al.: „Joint effects of sodium and potassium intake on subsequent cardiovascular disease: the Trials of Hypertension Prevention follow-up study", in: *Arch Intern Med.* 2009; 169 (1), S. 32–40.
129. Pallares DS, Rosch PJ: „Magneto-metabolic therapy for advanced malignancy and cardiomyopathy", in: Rosch PJ (Hrsg.): *Bioelectromagnetic and subtle energy medicine*, Boca Raton, FL: CRC Press, 2. Aufl. 2015.
130. Prasad K, Callaghan JC: „Electrophysiologic basis of use of a polarizing solution in the treatment of myocardial infarction", in: *Clin Pharmacol Ther.* 1971; 12 (4), S. 666–675.
131. Thys JP, Cornil A, Smets P, et al.: „Significance of the 'polarizing' treatment of myocardial infarction", in: *Acta Cardiol.* 1974; 29 (1), S. 19–29.
132. Zukowski SJ: „Polarizing solutions in treatment of arrhythmias", in: *J Am Osteopath Assoc.* 1973; 73 (2), S. 131–138.
133. Hoekenga DE, Brainard JR, Hutson JY: „Rates of glycolysis and glycogenolysis during ischemia in glucose-insulin-potassium-treated perfused hearts: A 13C, 31P nuclear magnetic resonance study", in: *Circ Res.* 1988; 62 (6), S. 1065–1074.
134. Quinones-Galvan A, Ferrannini E: „Metabolic effects of glucose-insulin infusions: Myocardium and whole body", in: *Curr Opin Clin Nutr Metab Care* 2001; 4 (2), S. 157–163.
135. Cottin Y, Lhuillier I, Gilson L, et al.: „Glucose insulin potassium infusion improves systolic function in patients with chronic ischemic cardiomyopathy", in: *Eur J Heart Fail.* 2002; 4 (2), S. 181–184.
136. Alegría Ezquerra E, Maceria González A: „Therapy with glucose-insulin-potassium reduces the complications in the acute phase of myocardial infarct. Arguments in favor", in: *Rev Esp Cardiol.* 1998; 1 (9), S. 720–726.
137. Apstein CS, Taegtmeyer H: „Glucose-insulin-potassium in acute myocardial infarction: the time has come for a large, prospective trial", in: *Circulation*, 1997; 96 (4), S. 1074–1077.
138. Apstein CS: „Glucose-insulin-potassium for acute myocardial infarction: remarkable results form a new prospective, randomized trial", in: *Circulation*, 1998; 98 (21), S. 2223–2226.
139. Díaz R, Paolasso EA, Piegas S, et al.: „Metabolic modulation of acute myocardial infarction", in: *Circulation*, 1998; 98 (21), S. 2227–2234.
140. Opie LH: „Proof that glucose-insulin-potassium provides metabolic protection of ischemic myocardium?", in: *Lancet*, 1999; 353 (9155), S. 768–769.
141. Khoury VK, Haluska B, Prins J, Marwick TH: „Effects of glucose–insulin–

potassium infusion on chronic ischaemic left ventricular dysfunction", in: *Heart* 2003; 89 (1), S. 61–65.

142. Sifferlin A: „90% of Americans eat too much salt", in: *Time Health* 2.7.2015, siehe http://time.com/3944545/sodium-heart/. Besuch dieser Website: 15.3.2017.
143. Sabaroff R: Home soil, season 1, episode 18 (television episode), *Star Trek: The Next Generation*, Los Angeles: Paramount Television, 1988.
144. Chan J, Knutsen SF, Blix GG, Lee JW, Fraser GE: „Water, other fluids, and fatal coronary heart disease: the Adventist Health Study", in: *Am J Epidemiol.* 2002; 155 (9), S. 827–833.
145. Becker RC: „The role of blood viscosity in the development and progression of coronary artery disease", in: *Cleve Clin J Med.* 1993; 60 (5), S. 353–358.
146. Lowe GD, Lee AJ, Rumley A, Price JF, Fowkes FG: „Blood viscosity and risk of cardiovascular events: the Edinburgh Artery Study", in: *Br J Haematol.* 1997; 96 (1), S. 168–173.
147. Lee AJ, Mowbray PI, Lowe GD, Rumley A, Fowkes FG, Allan PL: „Blood viscosity and elevated carotid intima-media thickness in men and women", in: *Circulation*, 1998; 97 (15), S. 1467–1473.
148. Koenig W, Ernst E: „The possible role of hemorheology in atherothrombogenesis", in: *Atherosclerosis* 1992; 94 (2-3), S. 93–107.
149. Becker RC: „Seminars in thrombosis, thrombolysis, and vascular biology. Part 5. Cellular-rheology and plasma viscosity", in: *Biorheology* 1991; 79 (4), S. 265–270.
150. Ernst E: „Hematocrit and cardiovascular risk", in: *J Intern Med.* 1995; 237 (6), S. 527–528.
151. de Simone G, Devereux RB, Chien S, Alderman MH, Atlas SA, Laragh JH: „Relation of blood viscosity to demographic and physiologic variables and to cardiovascular risk factors in apparently normal adults", in: *Circulation* 1990; 81 (1), S. 107–117.
152. Erikssen G, Thaulow E, Sandvik L, Stormorken H, Erikssen J: „Haematocrit: a predictor of cardiovascular mortality?", in: *J Intern Med.* 1993; 234 (5), S. 493–499.
153. Lowe GD, Drummond MM, Lorimer AR, et al.: „Relation between extent of coronary artery disease and blood viscosity", in: *Br Med J.* 1980; 280 (6215), S. 673–674.
154. Ciuffetti G, Schillaci G, Lombardini R, Pirro M, Vaudo G, Mannarino E: „Prognostic impact of low-shear whole blood viscosity in hypertensive men", in: *Eur J Clin Invest.* 2005; 35 (2), S. 93–98.
155. Seaman GV, Engel R, Swank RL, Hissen W: „Circadian periodicity in some

physicochemical parameters of circulating blood", in: *Nature* 1965; 207 (999), S. 833–835.

156. Okamura K, Washimi Y, Endo H, et al.: „Can high fluid intake prevent cerebral and myocardial infarction? Systematic review", in: *Nihon Ronen Igakkai Zasshi* 2005; 42 (5), S. 557–563.
157. Warren JL, Bacon WE, Harris T, McBean AM, Foley DJ, Phillips C: „Burden and outcomes associated with dehydration among US elderly", 1991, in: *Am J Public Health* 1994; 84 (8), S. 1265–1269.
158. Cohen MC, Muller JE: „Onset of acute myocardial infarction – circadian variation and triggers", in: *Cardiovasc Res.* 1992; 26 (9), S. 831–838.
159. Toiler GH, Brezinski D, Schafer AI, et al.: „Concurrent morning increase in platelet aggregability and the risk of myocardial infarction and sudden cardiac death", in: *N Engl J Med.* 1987; 316 (24), S. 1514–1518.
160. Neuhäuser-Berthold M, Beine S, Verwied SC, Lührmann PM: "Coffee consumption and total body water homeostasis as measured by fluid balance and bioelectrical impedance analysis", in: *Ann Nutr Metab.* 1997; 41 (1), S. 29–36.
161. Kobayashi J: „On geographical relationship between the chemical nature of river water and death-rate from apoplexy", in: *Bar Ohara Inst Landwirt Biol.* 1957, 11; S. 12–21.
162. Schroeder HA: „Relation between mortality from cardiovascular disease and treated water supplies: variations in states and 163 largest municipalities of the United States", in: *J Am Med Assoc.* 1960, 172; S. 1902–1908.
163. Anderson TW, Neri LC, Schreiber GB, Talbot FD, Zdrojewski A: „Letter: Ischemic heart disease, water hardness and myocardial magnesium", in: *Can Med Assoc J.* 1975; 113 (3), S. 199–203.
164. Masironi R, Piša Z, Clayton D: „Myocardial infarction and water hardness in the WHO myocardial infarction registry network", in: *Bull World Health Organ.* 1979; 57 (2), S. 291–299.
165. Leoni V, Fabiani L, Ticchiarelli L: „Water hardness and cardiovascular mortality rate in Abruzzo, Italy", in: *Arch Environ Health* 1985; 40 (5), S. 274–278.
166. Sengupta P, Sahoo S: „A cross sectional study to evaluate the fitness pattern among the young fishermen of Coastal Orissa", in: *Indian J Public Health Research and Development* 2013; 4 (1), S. 171–175.
167. Kubis M: „Relation of water hardness to the occurrence of acute myocardial infarct", in: *Acta Univ Palacki Olomuc Fac Med.* 1985; 111, S. 321–324.
168. Anderson TW, Leriche WH, Hewitt D, Neri LC: „Magnesium, water hardness, and heart disease", in: Itokawa Y, Durlach J (Hrsg.): *Magnesium in health and disease,* New Barnet: John Libbey Press, 1989, S. 565–571.

Kapitel 8: Fazit: Was wir tun können

1. Taubes G: *Why we get fat*, New York: Alfred A. Knopf, 2010.
2. Harcombe Z: *The obesity epidemic: what caused it? How can we stop it?*, Monmouthshire: Columbus Publishing, 2015.
3. Lustig R: *Fat chance: the hidden truth about sugar, obesity, and disease*, London: Fourth Estate, 2014.
4. Teicholz N: *The big fat surprise: why butter, meat, and cheese belong in a healthy diet,* New York: Simon & Schuster, 2015.
5. Noakes T, Proudfoot J, Creed S: *The real meal revolution: the radical, sustainable approach to healthy eating*, London: Robinson, 2015; deutsche Ausgabe: *Die High-Fat-Revolution: Schlank durch Low-Carb-Ernährung*, München: Südwest, 2. Aufl. 2016
6. Foster GD, Wyatt HR, Hill JO, et al.: „A randomized trial of a low-carbohydrate diet for obesity", in: *N Eng J Med.* 2003; 348 (21), S. 2082–2090.
7. Shai I, Schwarzfuchs D, Henkin Y, et al.: „Weight loss with a low-carbohydrate, Mediterranean, or low-fat diet", in: *N Eng J Med.* 2008; 359 (3), S. 229–241.
8. Brehm BJ, Seeley RJ, Daniels SR, et al.: „A randomized trial comparing a very low carbohydrate diet and a calorie-restricted low fat diet on body weight and cardiovascular risk factors in healthy women", in: *J Clin Endocrinol Metab.* 2003; 88 (4), S. 1617–1623.
9. Stern L, Iqbal N, Seshadri P, et al.: „The effects of low-carbohydrate versus conventional weight loss diets in severely obese adults: one-year follow-up of a randomized trial", in: *Ann Intern Med.* 2004; 140 (10), S. 778–785.
10. Yancy WS, Olsen MK, Guyton JR, Bakst RP, Westman EC: „A low-carbohydrate, ketogenic diet versus a low-fat diet to treat obesity and hyperlipidemia", in: *Ann Intern Med.* 2004; 140 (10), S. 769–777.
11. Gardner CD, Kiazand A, Alhassan S, et al.: „Comparison of the Atkins, Zone, Ornish and LEARN diets for change in weight and related risk factors among overweight premenopausal women", in: *JAMA* 2007; 297 (9), S. 969–977.
12. Garg A, Bantle JP, Henry RR, et al.: „Effects of varying carbohydrate content of diet in patients with non-insulin-dependent diabetes mellitus", in: *JAMA* 1994; 271 (18), S. 1421–1428.
13. Samaha FF, Iqbal N, Seshadri P, et al.: „A low-carbohydrate as compared with a low-fat diet in severe obesity", in: *N Engl J Med.* 2003; 348 (21), S. 2074–2081.
14. Freemantle N, Holmes J, Hockey A, Kumar S: „How strong is the association between abdominal obesity and the incidence of type 2 diabetes?", in: *Int J Clin Pract.* 2008; 62 (9), S. 1391–1396.

15. National Heart, Lung, and Blood Institute: „What is diabetic heart disease?", siehe https://www.nhlbi.nih.gov/health/health-topics/topics/dhd. Besuch dieser Website: 15.3.2017.
16. Myers J, Prakash M, Froelicher V, Do D, Partington S, Atwood JE: „Exercise capacity and mortality among men referred for exercise testing", in: *N Engl J Med.* 2002; 346 (11), S. 793–801.
17. Borghouts LB, Keizer HA: „Exercise and insulin sensitivity: a review", in: *Int J Sports Med.* 2000; 21 (1), S. 1–12.
18. Siegel AJ, Januzzi J, Sluss P, et al.: „Cardiac biomarkers, electrolytes, and other analytes in collapsed marathon runners: implications for the evaluation of runners following competition", in: *Am J Clin Pathol.* 2008; 129 (6), S. 948–951.
19. British Heart Foundation: *Coronary heart disease statistics 2015,* London: British Heart Foundation, 2015.
20. Niedermaier ON, Smith ML, Beightol LA, Zukowska-Grojec Z, Goldstein DS, Eckberg DL: „Influence of cigarette smoking on human autonomic function", in: *Circulation* 1993; 88 (2), S. 562–571.
21. Middlekauff HR, Park J, Moheimani RS: „Adverse effects of cigarette and noncigarette smoke exposure on the autonomic nervous system: mechanisms and implications for cardiovascular risk", in: *J Am Coll Cardiol.* 2014; 64 (16), S. 1740–1750.

Stichwortverzeichnis

Über den Autor

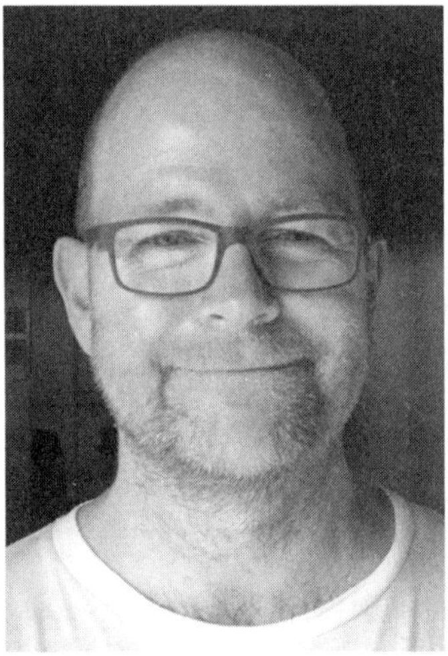

Justin Smith ist Autor, Regisseur und Produzent zweier Dokumentarfilme über die Thematik Cholesterin, Statine und Herzerkrankungen. Nach einer Tätigkeit als Ingenieur absolvierte er Ausbildungen zum Fitnesstrainer, zum Masseur und zum Ernährungsberater. Mit diesen Arbeitsgebieten wurde er freier Mitarbeiter bei der BBC in London. Dadurch kam er auch mit journalistischer Arbeit in Berührung. Mehr und mehr beschäftigte er sich mit Fragen der Ernährung und stellte dabei fest, dass der Öffentlichkeit viele Ernährungsmythen „verkauft" werden, die von der wissenschaftlichen Forschung längst überholt sind – so auch beim Thema Cholesterin. Er absolvierte eine Schulung in investigativem Journalismus und produzierte die erwähnten Dokumentarfilme über die Zusammenhänge von Cholesterin, Herzerkrankungen und Ernährung, die die Grundlage dieses Buches bilden. Bereits 2009 erschien sein Buch *$29 Billion Reasons to Lie About Cholesterol. Making Profit by Turning Healthy People into Patients.* Weitere Informationen zum Thema auf dieser Internetseite: www.statinnation.net

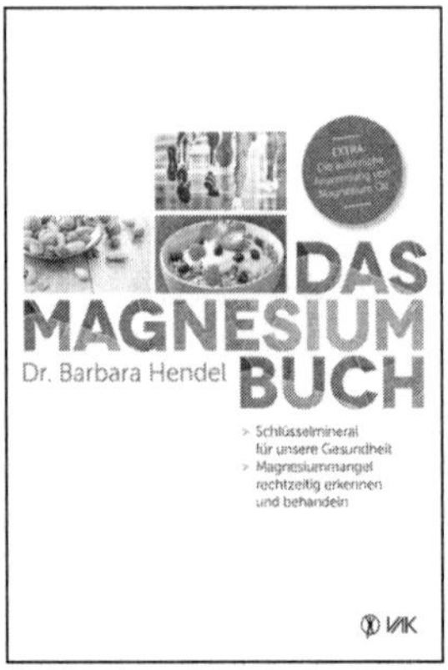

Dr. Barbara Hendel:

Das Magnesium-Buch

Schlüsselmineral für unsere Gesundheit
Magnesiummangel rechtzeitig erkennen und behandeln

Leseprobe: www.vakverlag.de

Magnesium zählt zu den wichtigsten Mineralstoffen für den Menschen. Unsere Lebensmittel enthalten immer weniger davon – Magnesiummangel kann aber vielerlei Beschwerden verursachen. Das Buch informiert umfassend über dieses Schlüsselmineral und beschreibt die verschiedenen Möglichkeiten, Magnesium aufzunehmen, insbesondere die Selbsthilfe mit dem neuen *Magnesium Oil*, das über die Haut aufgenommen wird und den Körper deutlich besser mit Magnesium versorgt als die Nahrungsergänzung.

312 Seiten, 100 vierfarb. Abb., Klappenbroschur (16,5 x 22,5 cm)
ISBN 978-3-86731-153-3

Dr. Volker Spitzer, Nicole Spitzer:

Super-Vitamin D

Rundumschutz vor den Krankheiten unserer Zeit

Leseprobe: www.vakverlag.de

Bislang wurde Vitamin D hauptsächlich verabreicht, um Kinder vor Rachitis und Erwachsene vor Osteoporose zu schützen. Aktuelle Studien belegen jedoch, dass Vitamin D nicht nur Krankheiten vorbeugt, z. B. Krebs, Herzinfarkt und Diabetes, sondern diese auch heilen kann. Doch unsere Versorgung mit Vitamin D ist Besorgnis erregend: Mehr als die Hälfte aller Deutschen hat einen Vitamin-D-Mangel; bei den über 65-Jährigen sind es sogar 75 %. Dieser Ratgeber liefert Ihnen praktische Strategien für eine gesundheitsfördernde Vitamin-D-Versorgung.

128 Seiten, 15 Fotos, Paperback (15 x 21,5 cm)
ISBN 978-3-86731-053-6

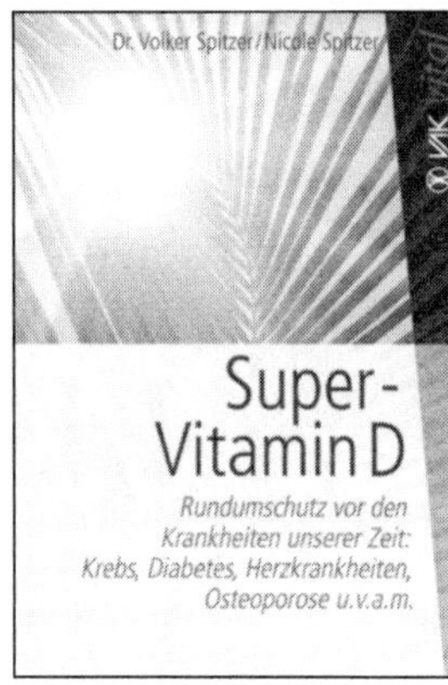

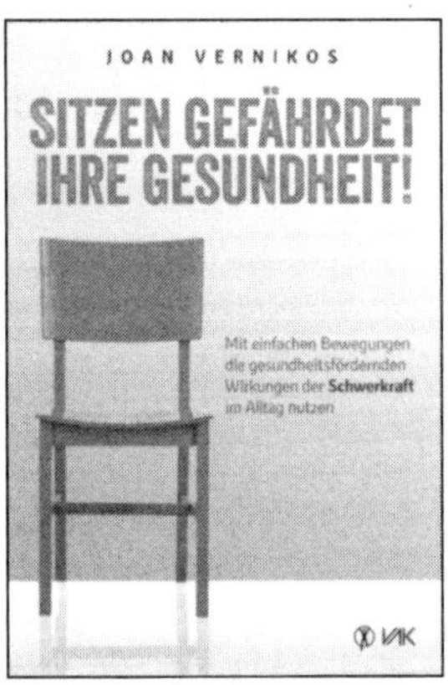

Joan Vernikos:

Sitzen gefährdet Ihre Gesundheit!

Mit einfachen Bewegungen die gesundheitsfördernden Wirkungen der Schwerkraft im Alltag nutzen

Leseprobe: www.vakverlag.de

Es ist allgemein bekannt: Wer sich zu wenig körperlich betätigt, der riskiert gesundheitliche Beeinträchtigungen und altert schneller. Joan Vernikos hat aber genauer hingeschaut und herausgefunden: Entscheidend ist, ob wir uns täglich in ausreichendem Maß mit der Schwerkraft auseinandersetzen oder nicht. Die Autorin zeigt, welche fundamentale Bedeutung die Schwerkraft für unsere Gesundheit hat und erklärt, warum punktuelles sportliches Training gar nicht der beste Ausgleich zu unserer „sitzenden Lebensweise" ist.

184 Seiten, Paperback (15 x 21,5 cm)
ISBN 978-3-86731-162-5

Bestellen Sie unsere kostenlosen Kataloge unter: www.vakverlag.de